中国医学临床百家·病例精解

中国医科大学附属第一医院

乳腺恶性肿瘤多学科治疗病例精解

名誉主编　刘云鹏
主　　编　滕月娥　金　锋

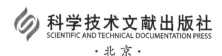

科学技术文献出版社
SCIENTIFIC AND TECHNICAL DOCUMENTATION PRESS
·北京·

图书在版编目（CIP）数据

中国医科大学附属第一医院乳腺恶性肿瘤多学科治疗病例精解 / 滕月娥，金锋主编. —北京：科学技术文献出版社，2018.11

ISBN 978-7-5189-4830-7

Ⅰ．①中… Ⅱ．①滕…②金… Ⅲ．①乳腺癌—诊疗 Ⅳ．① R737.9

中国版本图书馆 CIP 数据核字 (2018) 第 223810 号

中国医科大学附属第一医院乳腺恶性肿瘤多学科治疗病例精解

策划编辑：彭　玉　　责任编辑：彭　玉　　责任校对：文　浩　　责任出版：张志平

出 版 者	科学技术文献出版社
地　　址	北京市复兴路15号　　邮编 100038
编 务 部	(010) 58882938，58882087（传真）
发 行 部	(010) 58882868，58882870（传真）
邮 购 部	(010) 58882873
官方网址	www.stdp.com.cn
发 行 者	科学技术文献出版社发行　全国各地新华书店经销
印 刷 者	北京虎彩文化传播有限公司
版　　次	2018 年 11 月第 1 版　2018 年 11 月第 1 次印刷
开　　本	787×1092　1/16
字　　数	183千
印　　张	16.5
书　　号	ISBN 978-7-5189-4830-7
定　　价	98.00元

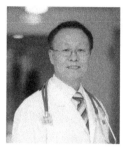

刘云鹏，国家二级教授，博士生导师。中国医科大学附属第一医院肿瘤内科主任。主要从事胃肠肿瘤信号调控、肿瘤免疫与生物治疗的研究。现任中国临床肿瘤学会（CSCO）常务理事、结直肠癌专家委员会常委、智慧医疗专家委员会副主任委员，中国医师协会结直肠肿瘤专业委员会常委、内科治疗专业委员会主任委员、肿瘤医师分会常委，中国老年医学会肿瘤分会副会长，中国医药教育协会腹部肿瘤专业委员会副主任委员、腹部肿瘤结直肠癌分会主任委员，中国抗癌协会化疗专业委员会常委、胃癌专业委员会常委、胃癌专业委员会内科学组副组长，辽宁省医学会肿瘤学分会主任委员，辽宁省预防医学会肿瘤预防与控制专业委员会主任委员，辽宁省医师协会内科医师分会副会长，辽宁省肿瘤药物与生物治疗重点实验室主任，辽宁省胃癌转化中心负责人，辽宁省恶性肿瘤临床医学研究中心负责人，辽宁省恶性肿瘤人工智能辅助诊疗研发及转化中心负责人。发表 SCI 论文 113 篇，其中作为通讯作者在《Journal of Clinical Oncology》等国际知名杂志发表 SCI 论文 94 篇。作为项目或子课题负责人承担国家科技重大专项 3 项，国家自然科学基金 3 项。作为第一完成人，获中国抗癌协会科技二等奖，辽宁省科技进步一、二等奖各 1 项。国务院政府特殊津贴专家，全国五一劳动奖章获得者。

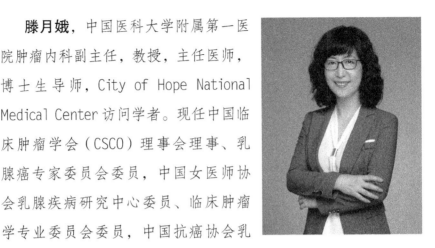

滕月娥，中国医科大学附属第一医院肿瘤内科副主任，教授，主任医师，博士生导师，City of Hope National Medical Center 访问学者。现任中国临床肿瘤学会（CSCO）理事会理事、乳腺癌专家委员会委员，中国女医师协会乳腺疾病研究中心委员、临床肿瘤学专业委员会委员，中国抗癌协会乳腺癌专业委员会委员，中华医学会肿瘤学分会乳腺癌学组委员，中国医药教育协会乳腺疾病专业委员会常务委员、乳腺疾病专业委员会沈阳学组副主任委员，北京医学奖励基金会精准医学专家委员会委员，辽宁省抗癌协会乳腺癌专业委员会副主任委员、肿瘤多学科综合治疗（multi-disciplinary treatment, MDT）专业委员会副主任委员，辽宁省预防医学会肿瘤预防与控制专业委员会委员。做为主要研究者参与乳腺癌国际及国内Ⅲ期随机多中心临床研究 10 余项。培养硕士、博士研究生 40 余名。在中华及国家级核心杂志发表学术论文 40 余篇，以第一作者/通讯作者身份发表 SCI 论文 15 篇。国家自然基金面上项目第一负责人 2 项，获得辽宁省级课题基金支助多项。参与《白血病耐药机理及逆转研究》课题并获辽宁省科技进步二等奖。参与《乳腺疾病学》《乳腺癌临床与转化研究进展 2018》《临床药物治疗学》等书的编写。2015 年获中国医科大学优秀三八红旗手。2018 年获得首届中国医师节沈阳"优秀医师"的称号。

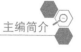
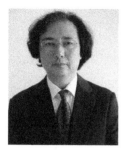

金锋，中国医科大学附属第一医院乳腺外科主任医师，教授，博士生导师。兼任中国临床肿瘤学会（CSCO）理事会理事、辽宁省抗癌协会理事会理事。现任中国临床肿瘤学会（CSCO）乳腺癌专家委员会常务委员，中华医学会肿瘤学分会乳腺肿瘤学学组副组长，中华医学会外科分会乳腺癌学组委员，中国医师协会乳腺外科专业委员会常务委员，中国抗癌协会乳腺癌专业委员常务委员，中国老年学学会乳腺癌分委会副主任委员，国家肿瘤质控中心乳腺癌专家委员会委员，中国康复医学会修复重建外科专业委员会美容外科分会常务委员，中华医学会医疗鉴定专家，辽宁省抗癌协会乳腺癌专业委员会主任委员，辽宁省医学会肿瘤分会副主任委员、外科学分会乳腺外科学组组长、医疗鉴定专家，辽宁省细胞生物学会乳腺肿瘤精准治疗与临床科研专业委员会主任委员，中国医药教育协会乳腺疾病专业委员会沈阳学组主任委员，中华预防医学会乳腺保健与乳腺疾病防治学组委员，中国医疗保健国际交流促进会乳腺疾病分会副主任委员，中华人民共和国国家卫生健康委员会合理用药专家委员会委员，中国医师协会乳腺疾病培训专家委员会常务委员。同时担任国家自然科学基金委员会评议专家、辽宁省自然科学基金评审专家、《Journal of Clinical Oncology》《Annals of Breast Surgery》《中华乳腺病杂志》《肿瘤研究与临床》《中华肿瘤防治杂志》等多家杂志编委。发表论文共170篇，其中SCI收录76篇。其中在《Journal of Clinical Oncology》《Oncogene》等国际知名杂志以第一作者/通讯作者身份发表SCI论文40篇，总影响因子129。共承担省级以上科研项目20项，其中国家自然基金会项目3项，国家重点研发科技项目2项。

笔记

序一

乳腺癌是我国女性常见的恶性肿瘤，其发病率一直位居女性恶性肿瘤的首位。近10年来，由于治疗理念的更新和治疗手段的改善，我国乳腺癌患者的生存已经大为改善。乳腺癌的治疗已经由"最大的耐受治疗"转变为"最小、最有效的治疗"。然而，由于规范化治疗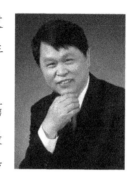水平有限及学科发展不平衡，我国乳腺癌的死亡率仍高于西方发达国家，如何提高我国乳腺癌的整体治疗水平并改善患者预后已成为肿瘤科医生面临的重大课题。

乳腺癌的治疗已经由经验治疗逐步过渡到以循证医学为基础的个体化和精准治疗。由于肿瘤的异质性及宿主的差异，每个患者治疗方案的制定需要体现个体化。临床医生需要综合考虑肿瘤本身、患者机体状态以及现有治疗手段等多种因素，为患者提供相对科学可行的治疗方案。由于患者病情的复杂性，治疗选择的多样性，临床医生对每个患者的疾病诊断与治疗已经非一个学科或一个专家能解决，需要多学科团队参与。患者最终治疗结局也充分体现多学科治疗团队的治疗理念和综合治疗实力。

乳腺癌多学科综合治疗（MDT）在中国起步较晚，由于地区医疗发展的不平衡，MDT诊疗模式仅在发达城市开展，也多限于疑难病例诊疗，在临床并非规范推荐。中国医科大学附属第一医院乳腺癌MDT团队，多年来坚持定期举办乳腺癌MDT病例讨论，他们对 MDT 流程严格管理，对 MDT 患者跟踪随访，不断开拓 MDT 诊疗新模式，不仅使本地区乳腺癌患者治疗获益，而且促进了本地区乳腺癌综合治疗水平的提高。

　　本书汇集了乳腺癌多学科综合治疗的经典病例。每个病例都具有一定的代表性，既有成功经验也有治疗不足之处。希望本书的出版能使广大乳腺癌及相关领域的肿瘤专科医生及研究生能从中学习到本书编者提供的宝贵经验，并对自己的临床工作有所裨益。

2018 年 9 月

序二

　　乳腺癌是女性常见恶性肿瘤。根据调查数据推算，在女性中，平均每8个人就有1人可能罹患乳腺癌。乳腺癌因其特殊性不仅对生命健康造成巨大威胁，还给患者的心理带来严重伤害。因此，世界各国在乳腺癌诊治方面投入了巨大的人力和物力，也因此促进了各种治疗技术和药物的快速发展，使患者的生存期显著延长，治愈率也明显提高。乳腺癌之所以取得这么好的治疗效果，究其原因是多种治疗方法综合运用的结果。多种治疗方法给医生提供了多种选择性，但同时也使医生面临更多挑战。最佳治疗策略的制定越来越困难甚至已经超越了一个医生的能力范围。因此，多学科综合治疗（MDT）模式，从过去的概念迅速发展成普通的临床常规。在提高疗效的同时，MDT也使年轻医生的治疗水平快速提高。

　　中国医科大学附属第一医院乳腺癌MDT团队是由肿瘤内科滕月娥教授和乳腺外科金锋教授领衔，医院相关科室的中青年骨干医生组成。团队从初创到今天，时间不长，但进步很快，积累了大量病例数据。并用自己的数据结果证实，经过MDT的患者的生存显著优于过去传统的诊疗模式。此外，他们还常规性组织了辽宁省的乳腺癌MDT，促进了该省乳腺癌MDT的普及和提高。

　　本书从接受MDT诊治的乳腺癌的众多患者中，挑出部分具有特色的病例，呈现给读者，希望能给乳腺癌诊治相关专业的同道提供参考。

乳腺癌的治疗任重道远，我相信，随着互联网技术和人工智能技术的发展，MDT 的效率和效果将会进一步提高，将会使更多的患者受益，最终将彻底实现将乳腺癌变成慢性疾病的目标。

2018 年 9 月

笔记

前　言

　　乳腺癌的发病率位居女性恶性肿瘤之首，是严重威胁妇女身心健康的重大疾病。尽管随着早期筛查和健康理念的普及，乳腺癌的早期诊断及治愈率显著提高，但仍然有5%以上的患者初诊时即出现远处转移，约有30%乳腺癌在手术后复发。如何精准地为患者选择治疗方案、避免术后复发、改善患者生存，已成为肿瘤科医生面临的重大课题。

　　多学科综合治疗（MDT）是以病人为中心、集合多个学科专家的优势，为患者在肿瘤诊疗的关键时刻提供最佳的治疗方案。目前在欧美等发达国家，乳腺癌MDT已经成为乳腺癌患者的常规治疗的模式，但在我国乳腺癌MDT刚刚起步，各个地区发展极其不平衡。中国医科大学附属第一医院于2012年末正式成立乳腺癌MDT团队，短短的6年，在滕月娥教授和金锋教授的带领下，团队以精准治疗为目标，通过多学科协作，实现每例MDT病例的规范化、个体化、系统化诊疗。不仅使众多患者生存获益，而且促进了区域乳腺癌综合治疗水平的提高。

　　本书汇集了具有参考价值的乳腺癌MDT经典、疑难病例。全部病例在MDT后全程管理，监测MDT决策的实施并随访治疗结局。由于个体患者病情的特殊性，一些成功病例只是个案经验，只供读者参考。由于受治疗年代、医生理念及患者病情复杂性的限制，当时的治疗方案今天未必是最佳选择，有待进一步讨论。此外，部分病例由于年代久远，影像资料与临床资料提供可能不够全

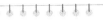
面，敬请读者谅解。

本书编写和修订历时半年多的时间，参与编写专家 30 余位，涉及肿瘤内科、乳腺外科、影像科、病理科、放疗科等多个学科。衷心感谢各位专家的辛勤付出和不懈努力。MDT 是多学科参与的过程，在每次病例讨论前影像科和病理科都对病例资料精心准备，全体专家在讨论会上畅所欲言。尽管一些专家没有参加编写，但也对本书的编写给予了宝贵的建议，在此一并感谢。

本书能在短时间得以快速出版，衷心感谢科学技术文献出版社的大力支持。

因为图书编写仓促，错误难免，欢迎广大读者多提宝贵意见！

滕月娥　金　锋

2018 年 9 月

目　录

分子分型指导下的多学科治疗

001　HR 阳性老年乳腺癌多发内脏转移

病历摘要

【基本信息】

患者女，80岁，ECOG（美国东部肿瘤协作组）评分：1分。

主诉：右乳腺癌术后9年7个月，肺、骨转移3年10个月。

临床诊断：右乳腺癌（rT0N0M1，Ⅳ期，肺、胸膜、肝及骨转移）。

既往史：体健。

家族史：否认肿瘤家族史。

【疾病特点】

老年激素受体阳性晚期乳腺癌多线内分泌治疗耐药，应用白蛋白紫杉醇显著获益。

【病史汇报】

患者2005年5月17日行右乳腺癌改良根治术，术后病理：浸润性导管癌，淋巴结转移（3/3枚），免疫组化：ER（＋），PR（＋），HER-2不详。术后予CEF（环磷酰胺+表柔比星+氟尿嘧啶）方案化疗6周期，之后行右胸壁放疗。辅助他莫昔芬治疗2年序贯阿那曲唑内分泌治疗2年。2011年2月行肺CT检查提示胸膜多发结节，未予进一步诊治，DFS（无病生存期）：5年9个月。2011年6月PET-CT提示双肺内、胸膜、纵隔及肺门淋巴结、双侧膈肌角、第8胸椎等多处代谢异常，恶性肿瘤转移不能除外，开始予一线氟维司群250mg、每月1次治疗，最佳疗效达部分缓解（PR）。2014年6月25日入中国医科大学附属第一医院肿瘤内科（以下简称我科）复查PET-CT提示患者疾病进展（新发骨转移）。2014年6月开始二线治疗，将氟维司群增量至500mg（第1个月：500mg d0，d14，d28，以后每28天1次），2014年10月肺部疾病进展（肺PD）。2014年10月开始予三线依维莫司联合依西美坦方案治疗，2014年12月行肺增强CT示肺内病灶较前增多增大，并出现新发肝转移，疾病进展（PD）。2014年12月25日提交MDT指导下一步治疗。

【MDT 综合会诊意见】

老年激素受体阳性晚期乳腺癌患者，延迟复发后一线内分泌治疗疗效显著，二、三线内分泌治疗后疾病进展迅速，提示内分泌耐药。尽管患者疾病治疗过程符合HR阳性乳腺癌，但原发灶HER-2状态不明，建议对转移病灶的再活检明确 HER-2 状态，并确定 ER、PR 有无变化，如活检病理仍为激素受体阳性，考虑患者虽然高龄，但老年评估、体能状态及脏器功能均较好，建议换用单药化疗。

【后续治疗及随访】

患者于2015年1月14日接受超声引导下胸膜穿刺活检：肺（胸膜）癌，结合免疫组化及病史符合乳腺来源，免疫组化：ER（90%+），PR（90%+），HER-2（1+），Ki-67（约40%+）。2015年3月至9月予四线白蛋白紫杉醇化疗8周期，评效为部分缓解（PR）（图1、图2），2015年10月行四线他莫昔芬内分泌维持治疗，2016年3月复查影像学检查提示疾病进展（肝、肺内病灶增大）。2016年3月30日行五线卡培他滨化疗1周期，因化疗后乏力、食欲减退，1周期后自行停药。2016年6月复查疾病进展。2016年8月17日患者因疾病进展死亡。复发后OS（总生存期）：66个月。

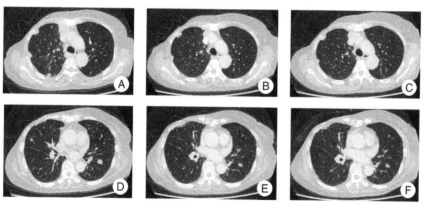

图1　白蛋白紫杉醇化疗疗效达到部分缓解（肺部病灶）

注：A、D：白蛋白紫杉醇化疗前；B、E：白蛋白紫杉醇化疗2周期后；C、F：白蛋白紫杉醇化疗4周期后

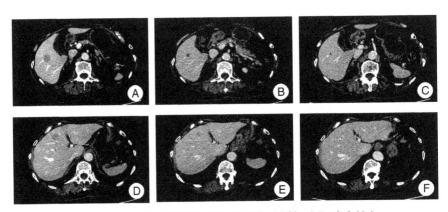

图 2　白蛋白紫杉醇化疗疗效达到部分缓解（肝脏病灶）

注：A、D：白蛋白紫杉醇化疗前；B、E：白蛋白紫杉醇化疗 2 周期后；C、F：白蛋白紫杉醇化疗 4 周期后

多学科讨论

肿瘤内科：该患者为激素受体阳性晚期乳腺癌患者，复发后一线内分泌治疗敏感，二线及三线内分泌治疗耐药。HER-2 状态不明，建议对转移病灶再活检确定 HER-2 状态。目前患者广泛内脏转移，内分泌治疗耐药，虽然患者高龄，但体能及脏器功能较好，建议换用化疗。老年患者化疗方案选择上，可以选择单药治疗，不良反应相对可耐受。体能较好，可考虑应用白蛋白紫杉醇或卡培他滨的治疗方案。

影像科：双肺、胸膜下可见多发大小不一的小结节影，双肺下叶分布为著。考虑患者原发病史，多发小结节，下叶分布为主，以上特征符合转移改变，故考虑为双肺及双侧胸膜转移。另外，肝右叶可见两处类圆形稍低密度强化影，较大者位于左内叶，直径约为 1.2cm，平扫 CT 值约为 36HU，增强后 CT 值约为 68HU，强化程度低于肝实质，也考虑肝脏转移可能。

放疗科：患者为转移性乳腺癌，骨、肺部、胸膜均为多发病灶，肿瘤负荷大，应以内科治疗为主，局部病灶放射治疗对总生存获益没有帮助，如出现骨转移部位的疼痛，可予局部放疗，预防或减轻因骨转移病灶带来的症状或功能障碍，改善患者的生活质量。有效的外照射可以在 50%~80% 的骨转移患者中达到症状缓解，在接近 1/3 的患者中达到症状完全缓解，目前建议以全身治疗为主。

📋 病例讨论

晚期乳腺癌不可治愈。复发或Ⅳ期乳腺癌患者的全身治疗主要以延长患者的生存期、提高生活质量为目的，而非治愈。因此，应优先选择疗效好且不良反应尽可能轻的治疗方案。《美国 NCCN 乳腺癌临床指南》《St.Gallen 乳腺癌专家共识》及《中国乳腺癌内分泌治疗专家共识》均指出：激素受体阳性乳腺癌患者发生转移后，内分泌治疗是首选的一线治疗方案，特别是无病间期较长、肿瘤进展缓慢、无症状或轻微症状的晚期患者。内脏转移并非内分泌治疗的禁忌证。对一线内分泌治疗获益的患者，需继续其治疗。失败后可以更换其他内分泌治疗药物，如明确内分泌耐药可联合逆转耐药的药物或转为化疗。

该病例为老年激素受体阳性晚期乳腺癌患者，既往辅助内分泌治疗不充分。内分泌治疗结束后1.5年出现远处转移且表现为软组织及骨转移，肺内病灶较小且症状轻微。通常认为辅助内分泌治疗结束后至少12个月才出现疾病进展的患者和首次转移性乳腺癌患者更适合一线内分泌治疗。本例患者初次复发转移就诊时，氟维司群刚刚在国内获批上市，早年临床研究0020及0021试验均提示，氟维司群250mg与阿那曲唑疗效相当，且不良反应轻微。因此，患者采用氟维司群250mg进行单药治疗，达到了部分缓解，PFS（无进展生存

笔记

期）接近3年，后疾病缓慢进展，二线氟维司群500mg治疗，获得了4个月无进展生存。再次疾病进展时，考虑出现内分泌治疗耐药，结合BOLERO-2研究结果，考虑依西美坦联合依维莫司可逆转内分泌耐药，三线治疗选择依西美坦联合依维莫司。考虑到患者高龄及依维莫司的不良反应，依维莫司减半剂量。但治疗2个月后，疾病再次进展。

内分泌治疗进展后四线治疗的选择也是一个难点，虽然患者高龄，但体能良好，无严重基础疾病，脏器功能良好，综合性老年评估结果较好，因此采用单药白蛋白结合紫杉醇化疗，患者耐受良好，且病灶再次达到部分缓解。化疗8周期后给予他莫昔芬内分泌维持治疗。四线治疗再次获得了12个月的无进展生存。

总之，本病例反映了晚期激素受体阳性乳腺癌的标准治疗进程，一线首选内分泌治疗，且治疗敏感。后续充分应用多线内分泌治疗，出现内分泌耐药且疾病进展迅速时，适时换用化疗使患者再次获益。并且，高龄不是化疗的禁忌证，需充分、准确地评估患者，采取恰当的治疗方案。

📋 病例点评

激素受体阳性乳腺癌有延迟复发的特点，复发转移后首选序贯内分泌治疗。当疾病进展迅速提示内分泌耐药产生时，可考虑转为化疗。对于老年患者，年龄不是化疗绝对禁忌证。需要综合评估患者年龄、体能、脏器功能、既往治疗反应及并发症等因素选择适宜的单药化疗，注重生活质量的同时，延长生存。

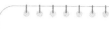

参考文献

1. Robertson J F，Erikstein B，Osborne K C，et al.Pharmacokinetic profile of intramuscular fulvestrant in advanced breast cancer.Clin Pharmacokinet，2004，43（8）：529-538.

2. Di Leo A，Jerusalem G，Petruzelka L，et al.Results of the CONFIRM phase III trial comparing fulvestrant 250mg with fulvestrant 500mg in postmenopausal women with estrogen receptor-positive advanced breast cancer.J Clin Oncol，2010，28（30）：4594-4600.

3. Ellis MJ，Llombart-Cussac A，Feltl D，et al.Fulvestrant 500mg versus anastrozole 1mg for the first-line treatment of advanced breast cancer：overall survival analysis from the phase II FIRST study.J Clin Oncol，2015，33（32）：3781-3787.

4. Robertson JFR，Bondarenko IM，Trishkina E，et al.Fulvestrant 500mg versus anastrozole 1mg for hormone receptor-positive advanced breast cancer（FALCON）：an international，randomised，double-blind，phase 3 trial.Lancet，2016，388（10 063）：2997-3005.

（张凌云　何　欣）

002 HR 阳性乳腺癌肺、肝转移

病历摘要

【基本信息】

患者女，39 岁，未绝经，ECOG 评分：1 分。

主诉：右乳腺癌术后 4 年 8 个月余，颈部淋巴结、腋窝淋巴结、骨、肝、肺及右胸壁转移半个月。

诊断：双乳腺癌（Ⅳ期，骨、肝、肺、颈部淋巴结、腋窝淋巴结、右胸壁、胸膜转移）。

既往史：体健。

家族史：否认肿瘤家族史。

【疾病特点】

激素受体阳性年轻乳腺癌，既往辅助内分泌治疗不充分，复发后出现有症状的多发脏器转移。一线化疗后内分泌维持治疗长久获益。

【病史汇报】

患者 2009 年 12 月 28 日行右乳改良根治术，术后病理：浸润性导管癌Ⅱ级，肿物 1.5cm，淋巴结转移（1/9 枚）。免疫组化：ER（2+），PR（3+），HER-2（1+）。术后分期：T1N1M0，ⅡA 期。术后行 CE（环磷酰胺+表柔比星）方案辅助化疗 6 周期，后间断服用他莫昔芬内分泌治疗。2012 年 4 月自觉右颈部肿物，再次间断服用他莫昔芬，未规范诊治。2014 年 6 月自行停止内分泌治疗。2014 年 8 月 20 日因胸壁肿物疼痛于中国医科大学附属第一医院（以下简称我院）就诊行彩超检查：右胸壁多发实质占位性病变（BI-RADS 5类），左乳腺实质占位性病变（BI-RADS 5类），双腋窝、右颈部、双锁骨上下窝多发淋巴结肿大，左腋窝及右锁骨上窝实质性占位病变（5级）。行超声引导下左乳腺病变（A）及右锁骨上窝淋巴结（B）穿刺活检，病理回报：A、B：乳腺浸润性导管癌（Ⅱ级）。免疫组化：A：HER-2（1+），ER（>75%+），Ki-67（20%+），PR（>75%+）；B：HER-2（1+），ER（>75%+），Ki-67（20%+），PR（>75%+）。同时行肺、腹增强CT示骨、肝、肺、胸膜转移。诊断：双乳腺癌（Ⅳ期，骨、肝、肺、颈部淋巴结、腋窝淋巴结、右胸壁、胸膜转移）。DFS：2年4个月。2014年8月26日提请乳腺癌多学科MDT会诊决定下一步治疗方案。

【MDT 综合会诊意见】

患者为激素受体阳性年轻晚期乳腺癌，既往辅助内分泌治疗不规范，目前疾病复发且进展迅速，存在内脏广泛转移伴有肿瘤引起的明显症状，应该快速控制疾病、减轻肿瘤负荷、缓解症状，建议先行联合化疗6~8周期，控制症状后改为内分泌维持治疗。

【后续治疗及随访】

2014年9月始行一线吉西他滨联合紫杉醇（GT）方案化疗8周期，最佳疗效为部分缓解（PR），因出现3度恶心、呕吐，不良反应不可耐受，于2015年4月参加临床试验随机入戈舍瑞林联合氟维司群组，给予戈舍瑞林3.6mg皮下注射、氟维司群500mg肌注治疗至2016年12月，最佳疗效为部分缓解（PR）（图3）。2016年12月评效患者病情进展，TTP（疾病进展时间）：27个月。2016年12月改行二线戈舍瑞林联合来曲唑内分泌治疗，评效为稳定（SD）。患者2017年8月开始自行停止内分泌治疗，后无系统抗肿瘤治疗。

2018 年 1 月出现右上肢及双下肢无力，不能行走，同时出现右眼视力模糊，伴间断性头痛。2018 年 2 月 1 日颅脑 CT 检查：脑内多发转移瘤。建议患者行颅脑放射治疗，患者放弃治疗，于 2018 年 5 月 27 日因脑转移进展死亡。复发后 OS：73 个月。

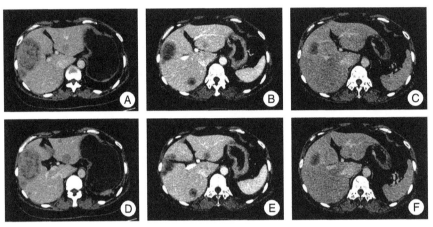

图 3　一线 GT 方案化疗及戈舍瑞林＋氟维司群内分泌治疗疗效达到部分缓解

注：A、D：GT 方案化疗前；B、E：GT 方案化疗 8 周期后；C、F：戈舍瑞林＋氟维司群内分泌维持治疗 7 周期后

📋 多学科讨论

肿瘤内科：激素受体阳性乳腺癌患者发生转移后，疾病进展迅速、内脏转移广泛且肿瘤引起明显症状，需要快速减轻肿瘤负荷、缓解症状，建议先行联合化疗控制症状，后内分泌维持治疗。

影像科：双肺野内、胸膜下散在多发点状小结节影，不除外肺内及胸膜转移，特别在已有右侧胸腔积液基础上，更支持胸膜转移的诊断；前胸壁软组织内、双侧腋窝、左侧乳腺旁见多发团块影，其内密度不均，增强后呈弱强化状，转移可能性大。胸骨、部分椎体、双侧部分肋骨骨质密度欠均匀，转移可能性大；肝脏形态大小正常，表面不光滑，实质内可见多个大小不等、类圆形低密度影，增强扫描环形强化，最大者位于肝右叶，约 7.8 cm×6.2cm，考虑为转移瘤。

放疗科：该患者为晚期转移性乳腺癌，全身多发转移病灶，以全身治疗为主。因患者存在胸壁皮肤转移，如后续出现皮肤转移灶区破溃可能影响其生活质量。因此，如果患者经过全身治疗后胸壁皮肤转移灶仍有进展并有破溃倾向，且预计有较长的生存期，可介入放疗。患者既往未曾行胸壁区放疗，可予电子线照射，局部剂量达 60Gy 以上。目前仍以全身治疗为主。

病例讨论

激素受体阳性乳腺癌占所有乳腺癌亚型的 70%，对内分泌治疗敏感，大部分可从内分泌治疗中获益。因此，术后辅助内分泌治疗需要足量、足疗程。本例患者术后辅助内分泌治疗不充分，间断应用他莫昔芬 2 年时出现疾病复发转移，但仍未规范诊治，延误治疗，2 年后就诊时症状明显且伴随多发脏器转移。

虽然《美国 NCCN 乳腺癌临床指南》《St.Gallen 乳腺癌专家共识》及《中国乳腺癌内分泌治疗专家共识（2015 年版）》均指出：激素受体阳性乳腺癌患者发生转移后，内分泌治疗是首选的一线治疗方案。但当疾病进展迅速或内脏转移广泛以及肿瘤引起明显症状，需要快速减轻肿瘤负荷、缓解症状时应首选化疗。结合本例患者情况：年轻、ECOG 评分 1 分、脏器功能良好及患者意愿，一线应用联合化疗。依据 2014 版 NCCN 乳腺癌指南推荐，由于患者既往应用过蒽环类联合方案，故一线首选的联合化疗可为 GT 或 TX（多西他赛联合卡培他滨）方案。一项Ⅲ期研究对比吉西他滨联合多西他赛和卡培他滨联合多西他赛治疗既往接受过蒽环类治疗的转移性乳腺癌患者，结果显示：主要研究终点 PFS 相似（8.52 个月 *vs.* 7.69

笔记

个月，*P*=0.499），但 GT 方案对一线人群的缓解率相对较高（43% *vs*. 29%，*P*=0.051）。患者一线 GT 方案化疗 2 周期后，疼痛、肿胀等症状明显缓解，患者共化疗 8 周期，最佳疗效部分缓解。期间由于 3~4 度骨髓抑制，患者剂量调整，但患者对化疗耐受逐渐下降。虽然有证据表明，GT 维持化疗可以延长患者的 PFS 和 OS，但针对 ER（+）/HER-2（-）晚期乳腺癌，化疗后给予内分泌维持治疗与化疗维持疗效相似，耐受性更好，也是一种合理或更好的选择。因此，化疗后给予患者内分泌维持治疗（参加 PROOF 研究：前瞻性、多中心、开放、Ⅲ期随机研究，应用氟维司群联合戈舍瑞林治疗）。内分泌维持治疗使患者病灶进一步缩小，再次部分缓解，并且肿瘤标志物持续下降，一线 TTP 时间达 27 个月。

本病例体现了对于有明显症状的激素受体阳性乳腺癌主张化疗后序贯内分泌维持治疗，患者在接受规范诊治的同时，应积极参加新药或新治疗方案的临床研究，医生对患者治疗的合理、正确的全程管理使患者不仅得到生存获益，也得到生活质量的改善。

病例点评

本病例为激素受体阳性乳腺癌，术后复发转移，疾病进展迅速，症状明显且伴有多发脏器转移。一线首选化疗以迅速缓解症状，减轻肿瘤负荷后内分泌维持治疗获得较长时间的疾病缓解。本病例充分体现了晚期乳腺癌全程管理的理念。并且提示绝经前患者，他莫昔芬治疗失败后，氟维司群联合卵巢抑制可能是更好的选择。

参考文献

1. Gradishar W J，Anderson B O，Balassanian R，et al.NCCN Guidelines Insights Breast Cancer，Version 1.2016.J Natl Compr Canc Netw，2015，13（12）：1475-1485.

2. Goldhirsch A，Winer E P，Coates A S，et al.Personalizing the treatment of women with early breast cancer：highlights of the St Gallen International Expert Consensus on the Primary Therapy of Early Breast Cancer 2013.Ann Oncol，2013，24（9）：2206-2223.

3. 中国乳腺癌内分泌治疗专家共识专家组 . 中国乳腺癌内分泌治疗专家共识（2015 年版）. 中国癌症杂志，2015，25（9）：755-760.

4. Park Y H，Jung K H，Im S A，et al.Phase Ⅲ，multicenter，randomized trial of maintenance chemotherapy versus observation in patients with metastatic breast cancer after achieving disease control with six cycles of gemcitabine plus paclitaxel as first-line chemotherapy：KCSG-BR07-02.J Clin Oncol，2013，31（14）：1732-1739.

5. Rossi S，Schinzari G，Basso M，et al.Maintenance hormonal and chemotherapy treatment in metastatic breast cancer：a systematic review. Future Oncol，2016，12（10）：1299-1307.

（张凌云　何　欣）

003　HR 阳性年轻乳腺癌肺转移

📋 病历摘要

【基本信息】

患者女，38 岁，已绝经（2016 年 4 月手术去势），ECOG 评分：1 分。

主诉：左乳腺癌术后 4 年余，肺及颈部淋巴结转移 6 个月。

目前诊断：左乳腺癌（Ⅳ期，肺转移，颈部淋巴结转移）。

既往史：体健。

家族史：否认肿瘤家族史。

【疾病特点】

HR 阳性 HER-2 阴性晚期乳腺癌伴内脏转移，化疗无效及时转为内分泌治疗，显著获益。

【病史汇报】

患者 2011 年 8 月 2 日于外院行左乳腺癌改良根治术，术后病理：（左乳腺）浸润性导管癌Ⅱ级，肿物 2.8cm，淋巴结转移（0/21枚）。免疫组化：ER（25%~50%+），PR（>75%+），HER-2（-），Ki-67（25%~50%+）。术后分期：pT2N0M0，ⅡA 期。2011 年 9 月至 12 月于该院行 CE 方案辅助化疗 4 周期，未行内分泌治疗。2015 年 7 月行肺部 CT 示右肺上叶占位；行颈部淋巴结超声示双颈部异常增大淋巴结。2015 年 7 月 28 日行右颈部淋巴结穿刺活检，病理：右颈部淋巴结见转移癌，ER（80%+），PR（90%+），CK（+），

TTF-1（-），GCDFP15（+），考虑为乳腺转移癌。DFS：48个月。后于外院行多西他赛联合洛铂方案一线化疗2周期、培美曲塞化疗1周期，3周期后评效肺部疾病进展。2015年10月15日至2016年1月8日于我科行二线NX（长春瑞滨＋卡培他滨）方案化疗4周期，4周期后评效肺部PD。考虑患者化疗疗效不佳，为明确下一步治疗方案，2016年1月12日提交乳腺癌多学科MDT会诊。

【MDT综合会诊意见】

患者诊断为HR阳性HER-2阴性晚期乳腺癌伴内脏转移，已经过多线化疗失败，颈部淋巴结病情稳定，肺内病灶持续进展。目前肺内为孤立病灶，为除外肺原发肿瘤，建议对肺内病灶穿刺活检明确病理诊断。目前患者多部位转移，治疗上应该以全身治疗为主，尽管肺内为寡病灶，不建议对肺内病灶局部治疗。患者为激素受体阳性乳腺癌，无症状内脏转移，既往未接受内分泌治疗，建议换用内分泌治疗。

【后续治疗及随访】

2016年1月19日患者于我院介入科CT引导下行肺内病灶穿刺活检，病理结果：肺符合转移癌，乳腺来源。免疫组化：ER（>90%+），PR（>95%+），HER-2（1+），Ki-67（30%+），GATA3（+），TTF-1（-）（图4）。诊断为左乳腺癌（Ⅳ期，肺转移，颈部淋巴结转移）。2016年2月2日始行三线亮丙瑞林联合来曲唑内分泌治疗，2个月后患者行卵巢切除术，三线治疗最佳疗效部分缓解（PR）（图5），2017年3月复查示疾病进展（PD）。2017年3月29日始行四线氟维司群内分泌治疗方案，评效疾病稳定（SD）。考虑患者肺部病灶有增大趋势，因经济原因改行五线依西美坦内分泌治疗，于当地医院行肺部病灶局部放疗（剂量60Gy/30f），最佳疗效 SD。2018 年 7 月复查提示肺部病灶增大并出现新发病灶，再次 PD。2018 年 7 月 4 日始行依维莫司联合他莫昔芬治疗。

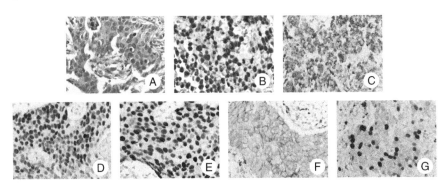

图 4 肺部占位性病变穿刺病理及免疫组化

注：A：HE；B：GATA3（+）；C：TTF-1（-）；D：ER（>90%+）；E：PR（>95%+）；F：HER-2（1+）；G：Ki-67（30%+）；A~G：×400

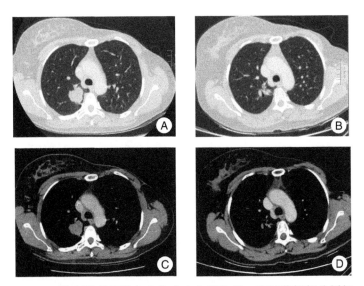

图 5 三线亮丙瑞林联合来曲唑内分泌治疗，疗效获得部分缓解

注：A、C：亮丙瑞林联合来曲唑内分泌治疗前；B、D：亮丙瑞林联合来曲唑内分泌治疗 6 个月后

多学科讨论

笔记

肿瘤内科：患者为 HR 阳性、绝经前晚期乳腺癌，术后颈部淋

巴结复发，肺部病灶性质不确定，建议 CT 引导下肺内病灶穿刺活检以明确病理诊断。患者为无症状的内脏转移，复发后二线化疗失败。既往未接受过内分泌治疗，无病生存时间较长，为内分泌治疗可能获益的患者，建议患者尝试卵巢抑制联合来曲唑内分泌治疗。

放疗科：患者为晚期乳腺癌，经二线化疗后失败，病变范围广泛，治疗应该以全身治疗为主，目前不考虑对肺部孤立病灶局部放疗，可待内分泌治疗评效后再行评估。如明确为转移病变，内分泌治疗后肺部病灶仍进展，可针对肺部病变行 SBRT（立体定向放射治疗）治疗。肺部孤立病灶目前性质尚未明确，建议取病理以明确转移或原发肿瘤。目前超声评估患者双侧颈部淋巴结转移病灶已经消失，不建议行颈部淋巴结区域局部放疗。

胸外科：患者虽然肺内为孤立病灶，但伴有双侧颈部淋巴结转移，病变较广泛，如行肺病变切除或肺叶切除，对患者预后影响不大，故暂不适宜手术治疗。如需明确病灶性质（转移或原发），可于介入科穿刺活检定性。

影像科：右肺上叶可见分叶状结节影，大小约 3.0 cm×2.7cm，平扫 CT 值约 45HU 且增强后 CT 值约 55HU，边缘可见细毛刺，并可见近端支气管截断。右肺及左肺叶间胸膜下另可见微小结节影。右肺结节形态表现有符合原发腺癌之处，特别是支气管截断征象，在转移性病变中不十分常见。但是结合病史及另有微小结节，不能轻易除外转移。影像鉴别本例肺内结节为原发或转移难度很大，而两者又将采用不同的治疗方案，因此建议尽快活检确认。

病例讨论

晚期乳腺癌治疗的主要目标是改善症状，提高生活质量。对于

HR 阳性 HER-2 阴性仅有骨和软组织转移或存在无症状的内脏转移 MBC（转移性乳腺瘤）患者，应该优先选择内分泌治疗。只有对内分泌治疗耐药、疾病进展较快、有内脏危象的患者，需要快速减轻肿瘤负荷，先给予化疗。本例患者乳腺癌肺部转移后多线化疗疗效不佳，应该尽早考虑肺部病灶再活检，排除肺原发肿瘤可能，并确定转移病灶的分子分型。本例患者肺部病灶经再活检，免疫组化提示乳腺癌转移且激素受体表达强阳性，遂转为内分泌治疗取得明显疗效。这再次强调了新发病灶的再次活检的必要性，以及 HR 阳性 HER-2 阴性晚期乳腺癌内分泌治疗优先原则的重要性。

转移性乳腺癌通常被认为是不可治愈的，但是相对于广泛转移，寡转移状态是一段肿瘤生物侵袭性较温和的时期，存在于局限性原发灶与广泛性转移之间的过渡阶段，积极的局部治疗能够显著提高患者的生存期。多项回顾性分析表明，系统治疗联合局部治疗可使晚期乳腺癌寡转移患者的 5 年生存率达到 37%~79%，10 年生存率最高可达 60%。乳腺癌肺部寡转移局部治疗目前尚缺乏高水平证据和共识指导临床实践，一些小样本回顾性分析表明肺部寡转移病灶 HR 阳性、HRE-2 阳性及手术是否做到 R0 切除是局部治疗的独立预后因素。本例患者虽然伴有双侧颈部淋巴结转移，但是经内分泌治疗后控制良好，长期缓解，进展病灶为肺内寡转移病灶，给予肺内病灶的局部放疗并取得长期稳定疗效。本例患者的经验提示：对于高选择的寡转移患者，积极局部处理寡转移病灶将可能延缓疾病进展，有利于患者获得更长的生存时间和更好的生活质量。

病例点评

  该病例提示包括淋巴结在内的乳腺癌复发转移病灶穿刺再活检的必要性，不仅可以明确转移病灶 HR 及 HER-2 状态，亦可除外第二原发肿瘤。HR 阳性乳腺癌化疗无效，应该及时改为内分泌治疗，尤其是无内脏危象的 HR 阳性转移乳腺癌患者应首选内分泌治疗。乳腺癌肺部寡转移病灶，在全身病灶控制良好前提下的局部治疗是否获益？如何筛选合适患者？采用何种方式及时机？缺乏循证医学证据。

参考文献

  1. Corso G，Veronesi P，Santomauro GI，et al.Multiple primary non-breast tumors in breast cancer survivors.J Cancer Res Clin Oncol，2018，144（5）：979-986.

  2. 代文杰.中国晚期乳腺癌诊治专家共识 2016 版要点解读.临床外科杂志，2017，25（1）：24-26.

  3. Cardoso F，Senkus E，Costa A，et al.4th ESO-ESMO International Consensus Guidelines for Advanced Breast Cancer（ABC 4）.Ann Oncol，2018，29（8）：1634-1657.

  4. Di LS，Pagani O.Oligometastatic breast cancer：a shift from palliative to potentially curative treatment.Breast Care （Basel），2014，9（1）：7-14.

（滕　赞　郭天舒）

004 HR 阳性乳腺癌骨转移

病历摘要

【基本信息】

患者女，58 岁，已绝经，ECOG 评分：1 分。

主诉：右乳腺癌术后 11 年 4 个月，骨转移 6 年余，双手麻木及后背部疼痛 3 个月。

目前诊断：右乳腺癌（Ⅳ期，骨转移）。

既往史：体健。

家族史：母亲患乳腺癌和胰腺癌，死于胰腺癌；表姐患乳腺癌；外公患胃癌。

【疾病特点】

激素受体阳性晚期乳腺癌骨转移存在 *TSC1* 突变，依维莫司联合芳香化酶抑制剂（AI）治疗失败后，依维莫司联合氟维司群跨线治疗仍然有效。

【病史汇报】

患者 2005 年 3 月行右乳腺癌改良根治术，术后病理：（右乳腺）浸润性导管癌，肿物 1.5cm，淋巴结无转移（0/11）。免疫组化：ER（+），PR（+），HER–2（–）。术后分期：pT1cN0M0，IA 期。术后 CEF 方案辅助化疗 6 周期，他莫昔芬辅助内分泌治疗 4.5 年。2010 年 1 月，患者出现背部疼痛，胸椎 MRI 示 T1 骨转移（DFS：58 个月）。2010 年 1 月始行 T1 椎体放疗 25 次，剂量 40Gy/20f，放

笔记

疗后背部疼痛明显减轻。2010 年 2 月始，阿那曲唑一线内分泌治疗联合唑来膦酸治疗 4 年余。2014 年 9 月，患者再次出现后背部疼痛伴双手麻木，右手较重，不能握筷及系扣，胸椎 MRI 示 C7、T1、T2 椎体转移瘤不除外，T1 椎体压缩性骨折（TTP：约 55 个月）。2014 年 10 月开始行依维莫司联合依西美坦治疗。患者自诉骨痛及左手麻木症状稍有缓解。2015 年 7 月，患者因 CEA（癌胚抗原）值持续增高，行 ctDNA NGS（下一代测疗技术）检测，结果提示：*TSC1* 基因 *R692X* 截短突变，丰度 9%（表 1、图 6）。2016 年 6 月，患者再次自觉双手麻木，右手无法握筷及系扣，后背部疼痛于站立时加重，就诊于我院，PET-CT 结果提示 C7、T1~T3 密度不均及密度增高影，骨转移病灶增多，肿瘤再次进展（TTP：20 个月）。建议患者复查 ctDNA，结果提示 *TSC1* 基因 *R692X* 截短突变，丰度 1%（表 1、图 6）。因患者骨转移病灶较局限，为明确能否再次获得局部治疗的机会，2016 年 7 月 12 日提交乳腺癌多学科 MDT 会诊决定下一步治疗方案。

表 1　ctDNA 检测 *TSC1* 基因突变丰度变化表

样本来源	基因名称	突变	丰度
2015 年 7 月血浆 ctDNA	*TSC1*	*R692X* 截短突变	9%
2016 年 7 月血浆 ctDNA	*TSC1*	*R692X* 截短突变	1%
		L320X 截短突变	2%
2016 年 11 月血浆 ctDNA	*TSC1*	*L320X* 截短突变	0.5%
2017 年 11 月血液 ctDNA	*TSC1*	*L320X* 截短突变	1%

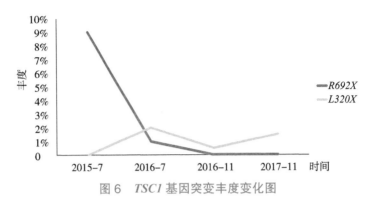

图 6　*TSC1* 基因突变丰度变化图

【MDT 综合会诊意见】

患者被诊断为激素受体阳性乳腺癌骨转移。根据患者目前症状及影像学结果，确定患者二线内分泌治疗疾病进展。因患者 T1 椎体曾经接受足量放疗，目前病变部位再次放疗有脊髓损伤导致截瘫的风险。患者受累椎体位于颈、胸椎体交界处，受累椎体多、范围广，手术难度大，不宜局部手术治疗。因患者存在 *TSC1* 基因突变且既往依西美坦联合依维莫司获益时间较长，不良反应可以耐受，建议患者继续使用依维莫司联合氟维司群内分泌治疗。

【后续治疗及随访】

2016 年 7 月患者换用依维莫司联合氟维司群治疗，用药后 1 个月患者自觉手麻木症状改善，偶有后背部疼痛，2 个月后疼痛症状消失。2016 年 11 月评效为非 CR 非 PD（图 7）。已予患者氟维司群联合依维莫司靶向治疗 24 个月（氟维司群 500mg 每 28 天 1 次肌注、依维莫司 10mg 每日 1 次口服），同时每月应用唑来膦酸骨保护剂治疗。2018 年 4 月因颈背部再次出现疼痛，入我院复查颈胸椎 MRI，结果提示 C7~T4 椎体转移瘤，椎管受累，脊髓轻度压迫，患者疾病进展。2018 年 5 月中国医学科学院肿瘤医院张频教授多学科查房，考虑患者肿瘤局部进展缓慢，建议给予患者胸椎受累椎体局部放疗，同时继续给予氟维司群联合依维莫司治疗。2018 年 5 月

笔记

28 日患者接受 T1~T4 局部椎体调强放疗（39.6Gy/22f），放疗计划完全避开脊髓，脊髓最大点受量 10.9Gy。患者放疗后背部疼痛缓解，无任何不适，末次随访 2018 年 8 月疾病无进展。

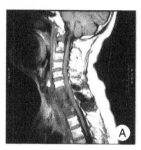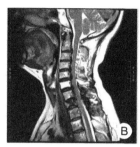

图 7　三线依维莫司联合氟维司群内分泌治疗疗效：非 CR 非 PD

注：A：依维莫司联合氟维司群内分泌治疗前；B：依维莫司联合氟维司群内分泌治疗 4 个月后

多学科讨论

　　肿瘤内科：患者目前诊断为 HR 阳性乳腺癌骨转移，无内脏转移，疾病进展缓慢。考虑既往接受两线内分泌治疗有效，建议换用氟维司群内分泌治疗。因患者存在 *TSC1* 基因突变，考虑 mTOR 通路激活为内分泌耐药的主要原因且患者依维莫司不良反应可以耐受，建议患者继续使用 mTOR 抑制剂治疗。

　　影像科：T1 椎体变扁，C7~T3 椎体及附件骨质信号不均匀减低，增强扫描可见明显不均匀异常强化，T1~T2 棘突周围软组织信号不均匀，可见边缘模糊强化效应，T1 水平椎管内硬膜外间隙变窄，脊髓受压，髓内可见模糊略长 T2 信号影。以上影像改变，考虑 C7~T3 椎体、附件及周围转移伴 T1 椎体压缩骨折可能大，局部椎管受累，脊髓受压水肿。

　　放疗科：对于局部病灶的二次放疗，是一个很慎重的选择。放射线在杀死肿瘤细胞的同时，对周围正常组织也有损伤，而且放射性损伤通常是不可逆的。对于局部病灶是否可以行放射治疗需要考虑多方面因素，如患者的肿瘤原发部位、既往照射剂量、正常组织的耐受剂量、患者的预期寿命、是否有可替代的治疗方法等。若患者完成二次放疗后，正常组织发生严重的放射性损伤，严重影响生活质量，就失去了治疗的意义。该患者为乳腺癌 T1 椎体转移，曾行T1 椎体放射治疗，脊髓的照射剂量已经基本达到最大耐受量，再次放射治疗后发生放射性脊髓损伤的可能性很大，可能导致患者出现截瘫，严重影响生活质量，不适合二次放疗。

骨科：首先，从原发病特点角度分析，该患者属内分泌治疗可能长期获益患者，并不一定需要手术过早地干预。其次，脊柱转移瘤的手术适应证主要为神经压迫症状、已经发生或预计即将发生病理性骨折、进行性的后凸畸形、不全瘫痪进展期及生活不能自理等。该患者除了出现过短暂的神经压迫症状外，无其他明确的手术适应证，且该患者经过抗骨转移、放疗等保守治疗后，病灶稳定，神经压迫症状也完全消失，因此目前无明确手术适应证。将来如果骨转移病情进展，出现手术适应证时可考虑手术治疗。但该患者病变为多节段，如采用前入路开放手术，可能需要开胸处理，手术难度较大；如采用后入路减压固定手术，需要大范围显露，行多节段固定以期获得良好的稳定性，因而手术创伤较大。届时可酌情考虑椎体成形术，以缓解疼痛为主要治疗目的。

病例讨论

晚期乳腺癌治疗的主要目的是改善生活质量，延长生存时间。国内外指南和共识均一致推荐，对于 HR 阳性 HER-2 阴性的晚期乳

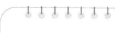

腺癌，除非存在肿瘤内脏危象，内分泌治疗耐药或疾病快速进展，都应优先选择内分泌治疗。从单药内分泌治疗效果看，芳香化酶抑制剂一线治疗的中位 PFS 可达 8~14 个月；FALCON 的研究结果提示，氟维司群一线治疗的中位 PFS 可达 16 个月。从内分泌联合靶向治疗来看，PALOMA-2 和 MONELESSA-2 两项Ⅲ期临床研究的结果显示，CDK4/6 抑制剂联合芳香化酶抑制剂一线治疗中位 PFS 可达 24 个月。因此，对于 HR 阳性的晚期乳腺癌，无论单药或者双药，一线内分泌治疗地位不可捍动。而对于 HR 阳性 HER-2 阴性的乳腺癌伴单纯骨转移患者，指南推荐以内分泌治疗为主。对于严重骨痛、脊髓压迫及可能发生骨折风险的骨病灶，应及时给予手术固定或放疗等局部治疗。该例患者在确诊为晚期乳腺癌后，胸椎骨转移伴明显的神经根受累症状，在给予内分泌治疗和双膦酸盐全身治疗的同时，给予局部放疗，使患者症状迅速改善。

芳香化酶抑制剂（aromatase Inhibitor，AI）是晚期 HR 阳性绝经后乳腺癌的一线标准治疗，但 AI 治疗耐药的结局却是无法避免的。除了传统的换用另一种 AI 或雌激素受体下调剂之外，mTOR 抑制剂联合内分泌治疗的应用提供了新的治疗策略。BOLERO-2 研究结果显示对于非甾体 AI 耐药的患者，依维莫司联合依西美坦显著改善患者 PFS（11.5 个月 *vs.* 4.1 个月，$P < 0.001$）。PrECOG0102 的Ⅱ期研究结果显示，对于既往 AI 治疗失败的患者，二线氟维司群联合依维莫司显著改善 PFS（中位 PFS 可由 5.1 个月提高到 10.3 个月，$P=0.02$）。本例患者在一线 AI 耐药后，二线选择依西美坦联合依维莫司治疗，患者骨痛及手麻症状逐渐缓解，PFS：20 个月，因存在 *TSC1* 突变，二线进展后选择氟维司群联合依维莫司三线治疗，患者 PFS：21 个月，该患者的经验再次证明持续阻断 mTOR 通路可逆转内分泌耐药。

目前为止，依维莫司耐药后的治疗选择指南尚无明确推荐。多个临床研究结果显示：AKT 抑制剂联合氟维司群可能逆转耐药。关于依维莫司跨线治疗研究证据不足。BOLERO-4 是首个依维莫司联合来曲唑一线治疗的临床研究，在中位随访 29.5 个月时，依维莫司联合来曲唑一线治疗中位 PFS 为 22.0 个月，而少部分在疾病进展后接受依维莫司跨线治疗的患者（50 例），再次获得 3.7 个月的 PFS，提示依维莫司跨线治疗可能对部分患者有效。该患者复发后的外周 ctDNA 的 NGS 检测结果提示 *TSC1* 移码突变，其缺失导致 mTOR 通路异常活化。因此，该患者在依维莫司联合依西美坦耐药后，我们尝试给予患者继续使用依维莫司，同时联合其他传统内分泌药物。该患者的个例经验提示：未来应该进一步开展依维莫司跨线治疗的临床研究，以确定这种跨线治疗是否给患者带来生存获益，并通过分子标志物的研究确定获益人群。

病例点评

激素受体阳性晚期乳腺癌骨转移首选内分泌治疗。依维莫司联合依西美坦逆转内分泌耐药。对于部分 *TSC1* 突变的乳腺癌，依维莫司跨线治疗值得尝试，如何选择获益人群及对生存的获益需要临床试验进一步证实。NGS 检测可能用于指导晚期乳腺癌靶向治疗药物选择，为预后及疗效评估提供帮助。

参考文献

1. Hortobagyi GN，Stemmer SM，Burris HA，et al.Updated results from MONALEESA-2，a phase III trial of first-line ribociclib plus letrozole

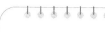

versus placebo plus letrozole in hormone receptor-positive，HER2-negative advanced breast cancer.Ann Oncol，2018，29（7）：1541-1547.

2. Kornblum N，Zhao F，Manola J，et al.Randomized phase II trial of fulvestrant plus everolimus or placebo in postmenopausal women with hormone receptor-positive，human epidermal growth factor receptor 2-negative metastatic breast cancer resistant to aromatase inhibitor therapy：results of PrE0102. J Clin Oncol，2018，36（16）：1556-1563.

3. Royce M，Bachelot T，Villanueva C，et al.Everolimus plus endocrine therapy for postmenopausal women with estrogen receptor-positive，human epidermal growth factor receptor 2-negative advanced breast cancer：a clinical trial. JAMA Oncol，2018，4（7）：977-984.

（李丹妮　张凌云）

005 HER-2 阳性乳腺癌对侧腋窝淋巴结转移

病历摘要

【基本信息】

患者女，45 岁，未绝经，ECOG 评分：1 分。

主诉：右乳腺癌术后 3 年，局部复发术后 22 个月，右乳红肿 10 天。

目前诊断：右乳腺癌术后局部复发伴对侧腋窝淋巴结转移（Ⅳ期）。

既往史：体健。

家族史：否认肿瘤家族史。

【疾病特点】

HER-2 阳性晚期乳腺癌软组织转移，二线接受曲妥珠单抗联合化疗，肿瘤完全缓解，曲妥珠单抗联合卡培他滨维持治疗长久获益。

【病史汇报】

患者 2005 年 6 月于外院行右乳腺癌保乳术，术后病理：浸润性导管癌（导管内癌为主），肿物 3cm（未明确浸润癌范围），淋巴结转移（11/12 枚），ER（-），PR（+），HER-2（2+），FISH 未做。术后分期：pTxN3M0，ⅢC 期。术后行 TAC 方案辅助化疗 6 周期，化疗结束后行右胸壁和右锁骨区辅助放疗。患者在他莫昔芬辅助治疗 10 个月时（2006 年 10 月）发现右乳外下方切口处皮下结节，于我院行右乳肿物局部切除术，术后病理：腺癌，考虑乳腺癌来源，ER（－），PR（－），GATA3（＋），HER–2（2＋），HER–2 FISH：扩增，HER–2 基因成簇信号，DFS：16 个月。患者拒绝乳腺切除，2006 年 10 月始于我院行曲妥珠单抗联合吉西他滨化疗 6 周期，化疗结束后曲妥珠单抗维持治疗 1 年。2008 年 8 月患者因右乳腺红肿就诊于我院，PET–CT 检查：右侧乳腺内多灶性代谢活性增高，考虑恶性病变，右侧腋窝淋巴结、右侧锁骨上淋巴结、右侧内乳淋巴结及左侧腋窝淋巴结高代谢活性，右乳腺肿物穿刺活检病理：腺癌，乳腺来源，ER（－），PR（－），HER–2（3＋），Ki–67（50%＋），GCDFP15（＋）。患者停止曲妥珠单抗治疗 6 个月后肿瘤再次进展，2008 年 8 月 25 日提请乳腺癌多学科 MDT 会诊决定下一步治疗方案。

【MDT 综合会诊意见】

患者诊断为 HER–2 阳性晚期乳腺癌，右乳局部复发，呈现炎性乳癌改变，右侧乳腺区域淋巴结及对侧腋窝淋巴结转移，病变累及广泛，暂不适合右乳腺局部治疗。建议患者以全身治疗为主，考虑患者曲妥珠单抗联合化疗一线治疗有效，建议曲妥珠单抗联合化疗二线治疗。

【后续治疗及随访】

患者 2008 年 8 月 30 日始接受二线曲妥珠单抗联合 NX（NXH）方案化疗 6 周期，4 周期后 PET–CT 评效右乳腺、同侧区域淋巴结及对侧腋窝病灶达完全缓解（CR）（图 8，因年代原因患者治疗前后乳腺 MRI 及 CT 影像资料已无法获得），4 周期化疗后因 2 度手足综合征卡培他滨减量。6 周期 NXH 后序贯单药卡培他滨联合曲妥珠单抗维持治疗 6.5 年，2015 年 8 月停用卡培他滨，单用曲妥珠单

笔记

抗维持，卡培他滨减量维持期间仅有 1 度手足综合征，无其他不良反应。2016 年 4 月终止曲妥珠单抗治疗。2018 年 7 月随访患者仍维持 CR。患者乳腺疾病首次复发至今已经有近 12 年，乳腺肿瘤再次进展获得 CR 已近 10 年。

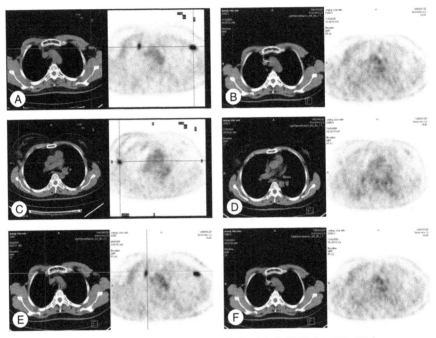

图 8　二线 NXH 方案化疗后疗效达到完全缓解（PET-CT）

注：A、C、E：NXH 方案化疗前；B、D、F：NXH 方案化疗 4 周期后

多学科讨论

　　肿瘤内科：患者诊断 HER-2 阳性晚期乳腺癌，目前存在右乳腺局部复发，伴右侧锁骨上窝、双腋窝及右侧内乳淋巴结转移，疾病进展，属于全身性疾病。患者在一线治疗选择曲妥珠单抗联合吉西他滨治疗有效，在曲妥珠单抗中断治疗后出现疾病进展，建议继续曲妥珠单抗联合化疗。考虑患者为激素受体阴性，无后续内分泌治疗的选择，可选择曲妥珠单抗联合 NX 方案化疗 4~6 周期，如果疾

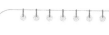

病缓解后可以选择曲妥珠单抗联合卡培他滨维持治疗。

乳腺外科：患者右乳腺癌保乳根治术后局部复发及对侧腋窝转移，本次病理：HR 阴性，HER-2 阳性乳腺癌。本次为乳腺局部复发且呈现炎性乳腺癌病变，PET-CT 提示区域淋巴结受累，病变累及广泛。而针对此患者手术治疗不能达到根治目的，且并没有生存获益，因此，不适合手术治疗。患者本次免疫组化 HR 阴性，内分泌治疗不能获益，建议全身治疗以继续化疗（可选择二线方案或 TDM-1）及抗 HER-2 治疗（单靶向或双靶向）。根据治疗疗效，重新评估，选择手术时机，再次手术术式不适合再选择保乳手术，建议选择改良根治术。患者乳腺癌手术病理，ER 阴性，仅 PR 阳性，此种情况进行内分泌治疗收益不大，术后 HER-2（2+），当时应该做 FISH 检测，如果尽早确定为 HER-2 扩增，辅助治疗应用靶向治疗可以降低复发风险，改善生存。

放疗科：对于保乳术后局部复发，指南推荐首选手术治疗，若保乳术后已行局部放射治疗，术后不推荐再次放疗；该患者术后曾行辅助放疗，目前右乳腺局部复发，患侧乳腺红肿伴区域淋巴结及对侧腋窝转移，考虑为全身性疾病，应该以全身治疗为主，不适合局部放疗。

📋 病例讨论

HER-2 阳性晚期乳腺癌是一类独特的疾病。因为存在治疗特异靶点，抗 HER-2 靶向治疗不仅使患者生存获益，而且使少部分患者疾病长期维持缓解。德国 HER-OS 数据库在 2006 至 2010 年间收集 268 例应用曲妥珠单抗治疗持续 2 年以上无进展的 HER-2 阳性晚期乳腺癌患者，回顾分析发现：47.1% 患者疾病持续缓解 5 年以上，中位无进展时间为 4.5 年。日本学者也在 2001 年至 2014 年收集 124 例曲妥珠单抗一线治疗超过 2 年无进展的 HER-2 阳性晚期乳腺癌患者，回顾分析显示：40.7% 的患者 2 年后疾病进展，中位无进展时间 11.2 年，对于 57 例达到完全缓解的患者，其中有 80% 的患者生存超过 10 年。临床上，如何预测哪些患者能在一线曲妥珠单抗联合治疗中获得持续缓解，目前的数据非常有限，多数研究认为：患者年龄＜50 岁、ECOG 评分 0 分、肿瘤完全缓解、软组织转移、激素受体阴性、曲妥珠单抗持续应用，可以预测更长的 PFS。

HER-2 阳性晚期乳腺癌二线应用曲妥珠单抗联合化疗获得疾病完全缓解在临床上是非常罕见的。其一，对于曲妥珠单抗治疗进展后，继续曲妥珠单抗联合化疗和改用拉帕替尼联合卡培他滨哪个治疗策略更获益尚缺少循证医学证据。Hermine 研究和 GBG26 研究都显示继续曲妥珠单抗治疗给患者带来生存获益。对于曲妥珠单抗既往治疗有效、因为毒性或其他原因中断治疗的患者，建议继续使用曲妥珠单抗治疗；其二，从靶向治疗联合的化疗方案选择方面来看，曲妥珠单抗是与单药化疗还是与双药化疗联合更好？目前并无定论。双药化疗联合靶向治疗有效率更高，毒性反应更大，但两者生存并无不同。本例患者复发转移一线治疗选择吉西他滨联合曲妥珠单抗获得很好疗效，因停靶向药物疾病进展后二线选择曲妥珠单抗为基础的长春瑞滨和卡培他滨联合方案获得疾病完全缓解，其疗效的取得可能与双药化疗方案的选择有关，也可能与患者的分子分型有关。新辅助化疗的临床研究显示：激素受体阴性乳腺癌，曲妥珠单抗联合化疗 PCR 率更高。这提示激素受体阴性 HER-2 阳性乳腺癌对曲妥珠单抗联合化疗更加敏感，这种分子亚型对曲妥珠单抗高度依赖性也是患者在二线治疗仍然获得较好疗效的原因。

晚期乳腺癌治疗的主要目的是改善生活质量，延长生存时间。

患者无论接受一线还是二线治疗，在6~8周期化疗有效后维持治疗非常重要。对于HER-2阳性晚期乳腺癌，曲妥珠单抗联合双药化疗有效后，曲妥珠单抗联合其中一种化疗药物的维持治疗较单药曲妥珠单抗维持治疗将进一步提高肿瘤客观反应率，有利于维持更长的疾病缓解时间。对于获得完全缓解的患者，曲妥珠单抗维持治疗的时长目前尚缺少研究证据。回顾性研究显示：患者应用曲妥珠单抗时间越久，生存获益越长。但由于药物的毒性及经济原因，无限制延长治疗是不现实的。2016年HER-2阳性晚期乳腺癌共识指出：如患者获得完全缓解，抗HER-2治疗持续时间应权衡治疗毒性、经济负担等情况，如持续数年完全缓解后，部分患者可考虑停用抗HER-2靶向治疗，疾病进展后再次使用抗HER-2靶向治疗。本例患者二线曲妥珠单抗持续应用7.5年，目前停药2年疾病仍然无进展，提示疾病已经接近完全治愈。临床实践中，曲妥珠单抗维持治疗的时长应该根据患者肿瘤的生物学行为、分子分型、疾病负荷和维持治疗的毒性来决定。

病例点评

对于曲妥珠单抗继发耐药的HER-2阳性晚期乳腺癌，曲妥珠单抗跨线治疗仍然是合理的选择。HER-2阳性晚期乳腺癌对曲妥珠单抗高度敏感，持续的抗HER-2靶向治疗可以导致少部分患者疾病获得完全缓解甚至治愈。这种患者在应用曲妥珠单抗获得完全缓解数年后，可以停止曲妥珠单抗治疗。

参考文献

1. Von MG，Schwedler K，Schmidt M，et al.Trastuzumab beyond progression：overall survival analysis of the GBG 26/BIG 3-05 phase III study in HER2-positive breast cancer.European Journal of Cancer，2011，47（15）：2273-2281.

2. Witzel I，Müller V，Abenhardt W，et al.Long-term tumor remission under trastuzumab treatment for HER2 positive metastatic breast cancer - results from the HER-OS patient registry.BMC Cancer，2014，14：806.

3. Yardley DA，Tripathy D，Brufsky AM，et al.Long-term survivor characteristics in HER2-positive metastatic breast cancer from registHER. British Journal of Cancer，2015，110（11）：2756-2764.

4. Extra JM，Antoine EC，Vincentsalomon A，et al.Efficacy of trastuzumab in routine clinical practice and after progression for metastatic breast cancer patients：the observational hermine study. Oncologist，2010，15（8）：799-809.

（滕月娥　赵　雷）

006　HER-2 阳性乳腺癌纵隔淋巴结转移

病历摘要

【基本信息】

患者女，57 岁，已绝经，ECOG 评分：0 分。

主诉：右乳腺癌术后 6 年余，纵隔淋巴结转移近 5 年，左锁骨上淋巴结转移 2 年余。

目前诊断：右乳腺癌（Ⅳ期，纵隔淋巴结转移，左锁骨上淋巴结转移）。

既往史：体健。

家族史：否认肿瘤家族史。

【疾病特点】

HER-2 阳性晚期乳腺癌纵隔淋巴结转移，先后多线化疗疾病进展，改行曲妥珠单抗联合化疗，疾病部分缓解并维持长久获益。

【病史汇报】

患者 2010 年 9 月 27 日于当地医院行右乳腺癌改良根治术，术后病理：浸润性导管癌Ⅱ级，肿物 6.5cm，淋巴结转移（3/30 枚）。免疫组化：ER（-），PR（-），HER-2（2+），Ki-67（40%+）。HER-2 FISH：扩增，HER-2 基因成簇存在。术后分期：右乳腺癌术后（pT3N1M0，Ⅲ A 期）。2010 年 10 月始行 CE×4-T×4 方案辅助化疗 8 周期，化疗结束后行右胸壁及右锁骨区局部放疗 25 次。术后辅助治疗未应用曲妥珠单抗。2012 年 10 月复查肺 CT 示纵隔淋巴结肿大，转移可能性大，临床诊断：右乳腺癌（Ⅳ期，纵隔淋巴结转移），DFS：25个月。患者拒绝应用曲妥珠单抗。2012年10月始行一线GX方案化疗6周期，评效为疾病稳定（SD），后行单药卡培他滨维持化疗8周期，评效为SD。2013年9月复查肺CT示疾病进展（PD），纵隔淋巴结增大。因患者肝功能异常，予双环醇口服保肝治疗，未予化疗，行纵隔放疗25次（具体不详），评效为完全缓解（CR）。2015年4月17日复查颈部超声示左锁骨上淋巴结肿大（5级），复查CT示纵隔再次出现肿大淋巴结。2015年4月22日于我院行左锁骨上淋巴结穿刺活检，病理：（左锁骨上窝淋巴结）转移癌，倾向腺癌。免疫组化：ER（-），PR（10%+），HER-2（3+），Ki-67（>25%+）。临床诊断：右乳腺癌（Ⅳ期，纵隔淋巴结转移，左锁骨上淋巴结转移）。2015年5月以后患者曾经分别接受NP×4周期及单药多西他赛×6周期化疗，疗效均为SD，并分别给予替吉奥×3周期和依托泊苷×6周期维持治疗。2017年7月19日复查CT示PD（左锁骨上淋巴结增大）。为明确下一步治疗方案，2017年7月21日提交乳腺癌多学科MDT会诊。

【MDT综合会诊意见】

患者为HER-2阳性晚期乳腺癌，术后2年复发，曾经先后出现纵隔淋巴结及左锁骨上淋巴结转移，晚期多线化疗失败，纵隔淋巴结局部放疗后进展，目前患者病变受累较广泛，不适合局部治疗，治疗上应以全身治疗为主。考虑患者既往未应用抗HER-2靶向治疗，建议曲妥珠单抗联合紫杉醇单药化疗。

【后续治疗及随访】

根据MDT会诊意见，因患者住院期间左颈部出现带状疱疹，2017年7月24日始行曲妥珠单抗单药治疗2周期，同时泛昔洛韦

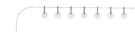

抗病毒治疗，2 周期后评效为部分缓解（PR）（图 9）。2017 年 9 月 8 日患者带状疱疹痊愈，2017 年 9 月 12 日始行四线曲妥珠单抗 + 紫杉醇化疗 6 周期，评效为维持 PR（图 9）。6 周期后（2018 年 2 月 5 日始）行四线曲妥珠单抗单药维持治疗至 2018 年 5 月 16 日。2018 年 6 月末次复查仍维持 PR。

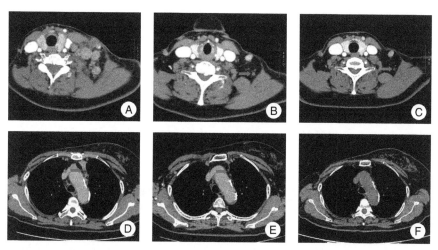

图 9　四线单药曲妥珠单抗序贯曲妥珠单抗 + 紫杉醇化疗后评效为部分缓解

　　注：A、D：单药曲妥珠单抗治疗前；B、E：单药曲妥珠单抗治疗 2 周期后；C、F：序贯曲妥珠单抗 + 紫杉醇化疗 6 周期后

多学科讨论

　　肿瘤内科：患者为 HER-2 阳性晚期乳腺癌伴纵隔淋巴结转移，纵观治疗病程，疾病进展相对缓慢，患者一直未应用曲妥珠单抗靶向治疗，肿瘤对化疗的敏感性差，曾接受三线化疗疗效均不理想。目前患者左锁骨上淋巴结增大，疾病再次进展，考虑患者既往多西他赛治疗曾经有效，建议给予曲妥珠单抗联合紫杉醇单药治疗。

　　病理科：该病例原发灶病理分子分型为 HER-2 阳性型。HER-2 蛋白过表达见于 15%~20% 的乳腺癌，通常由 HER-2 基因扩增所致，并与预后差相关。一般来说 HER-2 状态被认为在原发肿瘤中非常均质，且在乳腺癌进展中保持不变。但目前不少研究报道了其显著不一致性，故对于复发病灶和转移灶都应该重新检测 HER-2 表达情况。该病例 2 年后先后出现纵隔和锁骨上淋巴结转移，转移淋巴结穿刺病理证实为乳腺癌转移，HER-2 免疫组化表达由 2+ 变为 3+，仍然为 HER-2 阳性型。这一类型肿瘤具有特殊的生物学特性，对化疗和内分泌治疗容易抵抗，复发早、进展快、生存期短。

放疗科：该患者为转移性Ⅳ期乳腺癌患者，NCCN 和 CSCO 指南均对于Ⅳ期转移性乳腺癌患者推荐以全身治疗为主，目的是延长生存期和提高生活质量。放射治疗作为局部治疗的方法之一，主要用于缓解患者症状或减少可能出现的严重并发症。对于转移性乳腺癌患者，放射治疗主要用于以下两种情况：①通过全身治疗能够达到病情稳定或部分缓解的情况下，期望进一步减少肿瘤负荷。②患者通过多程内科治疗后病情进展，放射治疗用于控制局部病灶引起的症状和提高生活质量。对于既往接受过局部病灶放射治疗的Ⅳ期乳腺癌患者，因考虑放射性副损伤的严重性，通常不考虑对局部行二程放射治疗。

📋 病例讨论

曲妥珠单抗是第一个抗 HER-2 的人源化单克隆抗体。曲妥珠单抗的临床应用是乳腺癌靶向治疗的重要突破，改变了乳腺癌的诊治模式，显著改善了 HER-2 阳性乳腺癌患者的预后。因此，HER-2 阳性晚期乳腺癌患者，除在完成以曲妥珠单抗为基础的辅助治疗 12 个月内复发或在曲妥珠单抗辅助治疗期间复发外，均应尽早接受曲妥珠单抗治疗。

尽管曲妥珠单抗单药治疗 HER-2 阳性复发转移性乳腺癌有效，但更多临床研究显示，曲妥珠单抗与多种化疗药物具有协同增效作用。HER-2 阳性晚期乳腺癌一线治疗应该首选曲妥珠单抗联合化疗。目前，HER-2 阳性晚期乳腺癌生存获益最大的治疗方案是曲妥珠单抗联合帕妥珠单抗加紫杉类药物。但帕妥珠单抗尚未在中国上市，因此，国内目前一线首选的方案仍是曲妥珠单抗联合紫杉类药物。对紫杉类化疗药物治疗失败的患者，曲妥珠单抗也可以联合长春瑞滨、卡培他滨、吉西他滨等其他化疗药物。曲妥珠单抗联合化疗如果治疗有效，应持续应用至少 6~8 周期后改为曲妥珠单抗维持治疗。本例患者复发转移后未及时应用曲妥珠单抗治疗，四线治疗时才开始曲妥珠单抗联合紫杉醇治疗，紫杉醇化疗 6 周期后，根据患者意愿，先后停止化疗及曲妥珠单抗维持治疗，疾病持续维持 PR，仍从曲妥珠单抗治疗中获益。

CSCO 指南中建议 HER-2 阳性晚期乳腺癌复发转移后应该尽早应用曲妥珠单抗联合化疗。H0648g 和 M77001 两项研究只证明了曲妥珠单抗联合紫杉类一线治疗给 HER-2 阳性晚期乳腺癌患者带来了总生存的获益。而 Hermine 回顾性研究结果显示，HER-2 阳性复发转移性乳腺癌患者，一线曲妥珠单抗治疗的生存获益显著大于二线治疗和三线治疗（中位生存期分别为 30.3 个月、27.1 个月和 23.2 个月），因此，对于 HER-2 阳性复发转移性乳腺癌患者，曲妥珠单抗应用的时机与预后密切相关。本例患者晚期四线治疗时才开始应用曲妥珠单抗治疗，虽然取得了令人满意的效果，但多线化疗后应用曲妥珠单抗，有效的化疗药物均已用过，难以选择与曲妥珠单抗联合有效的化疗药物。而多线化疗后肿瘤细胞耐药克隆的形成也可能对曲妥珠单抗的疗效产生影响。本例患者延迟应用靶向治疗当然与患者经济因素、当年药品的价格以及国家医保政策有关，但从药物经济学来看，HER-2 阳性晚期乳腺癌应用曲妥珠单抗的治疗时机和化疗药物的选择仍然是影响患者生存的重要因素。

病例点评

HER-2 阳性晚期乳腺癌对曲妥珠单抗高度敏感，曲妥珠单抗单药治疗的客观有效率为 30%，曲妥珠单抗联合单药化疗的客观有效率能达到 50%。曲妥珠单抗治疗改变 HER-2 阳性晚期乳腺癌的自然病程。各大指南均推荐：HER-2 阳性晚期乳腺癌一线首选曲妥珠单抗联合化疗，越早应用曲妥珠单抗治疗，患者获益越大。

参考文献

1. 江泽飞，邵志敏，徐兵河. 人表皮生长因子受体 -2 阳性乳腺癌临床诊疗专家共识. 中华医学杂志，2016，96（14）：1091-1096.

2. 中国临床肿瘤学会指南工作委员会组织编写. 中国临床肿瘤学会（CSCO）乳腺癌诊疗指南 2018.V1. 北京：人民卫生出版社，2018：76-78.

3. Slamon DJ，Leyland-Jones B，Shak S，et al.Use of chemotherapy plus a monoclonal antibody against HER-2 for metastatic breast cancer that overexpresses HER-2.N Engl J Med，2001，344（11）：783-792.

4. Marty M，Cognetti F，Maraninchi D，et al.Randomized phase II trial of the efficacy and safety of trastuzumab combined with docetaxel in patients with human epidermal growth factor receptor 2-positive metastatic breast cancer administered as first-line treatment：the M77001 study group J Clin Oncol，2005，23（19）：4265-4274.

5. Gallagher CM，More K，Kamath T，et al.Delay in initiation of

adjuvant trastuzumab therapy leads to decreased overall survival and relapse-free survival in patients with HER2-positive non-metastatic breast cancer. Breast Cancer Res Treat，2016，157（1）：145-156.

（赵 雷 石 晶）

笔记

007　HER-2 阳性年轻乳腺癌肝转移

病历摘要

【基本信息】

患者女，32 岁，ECOG 评分：0 分。

主诉：确诊右乳腺癌伴肝转移及骨转移 1 年余。

目前诊断：右乳腺癌（cT2N3M1，Ⅳ期，肝转移，骨转移）。

既往史：体健。

家族史：否认肿瘤家族史。

【疾病特点】

初始Ⅳ期 HER-2 阳性年轻乳腺癌，曲妥珠单抗联合化疗治疗失败后，拉帕替尼联合卡培他滨化疗，疾病接近完全缓解，抗 HER-2 治疗持久获益。

【病史汇报】

患者2016年1月21日因右乳腺肿物于当地医院行右乳腺及右腋窝淋巴结穿刺活检，病理：（右乳腺）浸润性导管癌，（右腋窝淋巴结）见癌组织。乳腺原发灶免疫组化：ER（约75%+），PR（约50%+），HER-2（2+），Ki-67（约60%+），HER-2 FISH：扩增，HER-2基因成簇存在。完善PET-CT检查示：右乳腺内下象限肿块，大小约3.3cm，代谢增高，符合恶性（乳腺癌）改变，伴右侧腋窝淋巴结及右侧内乳淋巴结转移；肝内多发转移瘤；第3腰椎椎体类圆形骨质破坏，考虑转移。临床诊断：右乳腺癌（cT2N3M1，

笔记

Ⅳ期，肝转移，骨转移）。因无手术指征，患者2016年1月29日始行TEC方案化疗1周期，同时予唑来膦酸预防骨相关不良事件。患者2016年2月于中国医学科学院肿瘤医院会诊，建议行曲妥珠单抗+多西他赛+环磷酰胺（TCH）方案化疗。2016年2月18日始入我科行一线TCH方案化疗7周期，总体评效为部分缓解（PR），右乳腺肿物缩小，肝脏病灶近完全消失。第6周期化疗后出现4度中性粒细胞减少，对症治疗后恢复。7周期化疗后，因乳腺病灶缩小不显著，于2016年6月22日再次行右乳腺穿刺活检，病理：（右乳腺）浸润性导管癌（Ⅱ级），免疫组化：ER（60%+），PR（60%+），HER-2（3+），Ki-67（40%+）。2016年7月15日始改行一线TH方案巩固化疗2周期，评效为维持PR。2016年8月22日始行曲妥珠单抗+戈舍瑞林 + 来曲唑一线内分泌维持治疗。2016年11月15日评效仍为维持PR。2017年2月17日评效为疾病进展（PD），右乳肿物及右腋窝淋巴结增大，肝脏病灶仍近完全消失。2017年3月8日始行二线NH方案化疗8周期，2周期后评效为疾病稳定（缩小SD），8周期后评效为增大SD。2017年9月23日始予曲妥珠单抗+依西美坦+戈舍瑞林二线内分泌维持治疗。2017年10月20日影像评效为PD（PET-CT示右乳肿物、右腋窝淋巴结及内乳淋巴结增大，肝脏病灶仍近完全消失）。2017年10月20日提交乳腺癌多学科MDT会诊。

【MDT 综合会诊意见】

患者为年轻初始Ⅳ期HER-2阳性乳腺癌，对于初始Ⅳ期乳腺癌，切除乳腺原发病灶可能提高患者生活质量，但远期生存获益不明确。患者一线曲妥珠单抗联合化疗获益，二线曲妥珠单抗联合内分泌维持治疗中进展，目前肿瘤负荷较大，不是手术及放疗最佳时机。患者曲妥珠单抗治疗失败，建议换用拉帕替尼联合卡培他滨治疗。若全身治疗有效，且肝脏病灶长久维持完全缓解（CR），可考虑乳腺局部手术治疗。

【后续治疗及随访】

2017 年 10 月 23 日始至今行三线拉帕替尼 + 卡培他滨化疗 13 周期，2 周期后评效为及疾病稳定（缩小 SD），4 周期后评效为 PR，8 周期后（2018 年 4 月 19 日）PET-CT 评效为近完全缓解 CR（肝、骨、右腋窝淋巴结及内乳淋巴结转移完全消失，右乳内下象限乳腺致密，代谢略增高，最大 SUV 为 1.0）。2018 年 6 月末次评效（10 周期后）仍维持近 CR（图 10）。

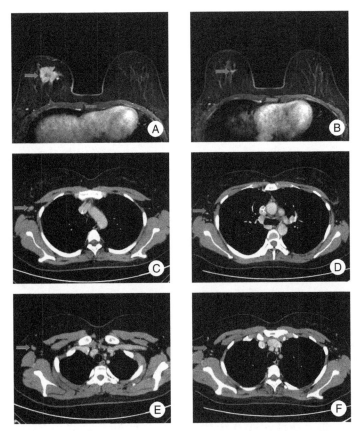

图 10　三线拉帕替尼 + 卡培他滨化疗后评效为近完全缓解

注：A、C、E：拉帕替尼 + 卡培他滨化疗前；B、D、F：拉帕替尼 + 卡培他滨化疗 10 周期后

多学科讨论

肿瘤内科：患者为年轻初始Ⅳ期HER-2阳性乳腺癌，存在无症状内脏转移。患者在曲妥珠单抗联合化疗两线治疗中获益，但乳腺原发灶与肝转移灶对靶向治疗的反应有明显的异质性，究其原因可能与原发灶的激素受体表达阳性有关，但患者在后续曲妥珠单抗联合内分泌维持治疗获益并不显著。目前患者二线治疗失败，尽管病灶仅局限于乳腺，肝脏病灶仍然维持CR，但乳腺病灶范围较广泛，同侧腋窝淋巴结及内乳淋巴结均肿大，不是局部治疗最佳时机，建议以全身治疗为主，推荐拉帕替尼联合卡培他滨化疗。

乳腺外科：关于手术能否给Ⅳ期患者带来获益的争议由来已久，目前没有一致的意见。指南推荐：只有当全身药物治疗取得较好的疗效时，才可考虑姑息性的局部治疗，以巩固全身治疗的效果。其实，是否选择手术治疗不仅取决于肿瘤的负荷和全身治疗的疗效，还需要考虑到肿瘤的生物学特性及分子分型等因素，对于Luminal A型患者及HER-2阳性患者，在具有明确靶点且针对治疗疗效确切情况下，可以选择对其积极进行手术处理；相反，对于易出现原发耐药、疾病进展快、预期生存时间短的患者，比如三阴性乳腺癌患者，对于原发灶的处理一定要慎重。该患者为年轻初治Ⅳ期三阳性乳腺癌伴肝转移及骨转移，在既往治疗有效的情况下，出现原发部位局部进展。目前PET-CT显示乳腺、腋窝淋巴结及内乳淋巴结进展，不是最佳手术时机，建议更改全身治疗方案，根据疗效重新评估是否介入局部手术。

放疗科：目前为止，初始Ⅳ期乳腺癌局部病灶的放疗，是否能够带来生存获益尚不明确，放疗的价值主要在于对局部疾病的控制。该患者目前PET-CT提示内乳淋巴结肿大，疾病进展，暂不适合局部放疗，建议继续全身治疗。待全身病变稳定后，再对其原发灶进行干预（包括手术或放疗或两者联合），以达到更好的局部控制。

病例讨论

HER-2 阳性晚期乳腺癌曲妥珠单抗治疗进展后，持续抑制 HER-2 通路能够持续带来生存获益。CSCO 指南建议：对于曲妥珠单抗治疗中疾病进展，优先考虑更换 HER-2 靶向药物药物；如果既往曲妥珠单抗治疗曾经有效，也可考虑继续使用曲妥珠单抗，换用其他化疗药物。本例患者初始曲妥珠单抗联合化疗一线治疗效果明显，因毒性停用化疗药物，二线继续应用曲妥珠单抗治疗同时更换化疗药，最佳疗效为缩小 SD。曲妥珠单抗治疗再次进展后，在三线治疗改为拉帕替尼联合卡培他滨化疗，最佳疗效肿瘤近完全缓解。本例患者的治疗经验提示：对于 HER-2 阳性晚期乳腺癌，主张持续的抗 HER-2 靶向治疗，并不是持续应用一种靶向药物，在一种靶向药物耐药后及时转换为不同机制的另一种抗 HER-2 靶向治疗，不仅可以逆转曲妥珠单抗耐药，而且可能改变患者的治疗结局。

对于初始Ⅳ期乳腺癌患者切除原发病灶是否能够生存获益目前尚有争议。大量回顾性研究显示：局部乳腺手术治疗能够带来生存获益，但两项前瞻性研究却得到不一致的结果。其中土耳其 MF07-01 研究尽管证明：局部乳腺手术治疗较全身系统治疗给初始Ⅳ期乳腺癌带来生存获益。但亚组分析显示：对于多部位肝、肺转移患者，乳腺局部手术的治疗患者预后更差，提示患者的肿瘤负荷及远处转移仍然是影响患者预后的重要因素。对于多脏器转移、疾病进展快、预计生存期短的患者不适合乳腺局部手术治疗。

事实上，初始Ⅳ期乳腺癌的分子分型也影响局部治疗的选择。

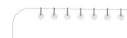

对于三阴性乳腺癌，因为具有高度侵袭性，预后差，初始Ⅳ期乳腺癌的乳腺局部手术治疗获益可能有限。而对于 HR 阳性的乳腺癌，疾病进展相对缓慢，尤其是骨软组织转移患者，肿瘤负荷小，可能是初始Ⅳ期乳腺癌局部手术治疗的主要获益人群。对于 HER-2 阳性初始Ⅳ期乳腺癌局部乳腺手术治疗的价值尚有争议，此类患者乳腺局部手术治疗的选择应该取决于全身治疗的有效性。对于抗 HER-2 靶向治疗长期有效且没有危及生命的内脏转移的患者可以选择局部手术治疗。而对于抗 HER-2 靶向治疗疗效不佳，全身疾病不能获得较好控制的患者，局部手术的意义不大。本例患者在二线曲妥珠单抗进展后乳腺未选择手术治疗，三线换用拉帕替尼联合卡培他滨化疗疾病接近完全缓解。患者疾病是否能长期维持稳定，有待后续长期随访。

📋 病例点评

曲妥珠单抗联合化疗是 HER-2 阳性晚期乳腺癌的一线标准治疗，曲妥珠单抗治疗失败后，拉帕替尼联合卡培他滨化疗可以逆转曲妥珠单抗耐药。目前为止，HER-2 阳性初始Ⅳ期乳腺癌乳腺局部手术治疗尚有争议，已有证据显示抗 HER-2 靶向治疗可以使患者生存获益。对于此类患者，应该以全身治疗为主。建议在全身治疗有效的前提下，慎重选择低肿瘤负荷、进展缓慢、预计生存长的患者给予乳腺局部手术治疗。

参考文献

1. 徐兵河，江泽飞，胡夕春. 中国晚期乳腺癌临床诊疗专家共识 2016. 中华医学杂志，2016，96（22）：1719-1727.

2. 中国临床肿瘤学会指南工作委员会组织编写 . 中国临床肿瘤学会（CSCO）乳腺癌诊疗指南 2018.V1. 北京：人民卫生出版社，2018：76-78.

3. Neuman HB，Morrogh M，Gonen M，et al.Stage IV breast cancer in the era of targeted therapy： does surgery of the primary tumor matter?. Cancer，2010，116（5）：1226-1233.

4. Lang JE，Tereffe W，Mitchell MP，et al.Primary tumor extirpation in breast cancer patients who present with stage IV disease is associated with improved survival.Ann Surg Oncol，2013，20（6）：1893-1899.

5. Badwe R，Hawaldar R，Nair N，et al.Locoregional treatment versus no treatment of the primary tumour in metastatic breast cancer： an open-label randomised controlled trial.Lancet Oncol，2015，16（13）： 1380-1388.

（赵　雷　滕月娥）

008 HER-2 阳性年轻乳腺癌肺、肝转移

病历摘要

【基本信息】

患者女，30岁，ECOG 评分：1分。

主诉：右乳腺癌术后2年，肺转移1年6个月，右胸壁转移1年3个月，肝转移半年。

目前诊断：右乳腺癌（Ⅳ期，右胸壁、肺、肝转移）。

既往史：体健。

家族史：否认肿瘤家族史。

【疾病特点】

HER-2 阳性晚期乳腺癌存在 HER-2 突变，曲妥珠单抗和拉帕替尼均耐药，抗血管新生药物——阿帕替尼单药治疗，疾病得到部分缓解。

【病史汇报】

患者2014年7月行右乳腺癌改良根治术，术后病理：（右乳腺）浸润性导管癌Ⅱ级，肿物3.0cm，淋巴结转移（0/9枚），无脉管癌栓。免疫组化：ER（-），PR（-），HER-2（3+），Ki-67（50%~75%+）。HER-2 FISH：有扩增，HER-2 /CEP17：8.56。HER-2 单基因拷贝数：15.4（图11）。术后辅助化疗 CE×4 序贯 T×4，2015年1月行末次化疗。2015年1月26日复查肺部 CT 见肺部结节，未特殊诊治（DFS：6个月）。2015年4月发现右侧胸壁肿物，超声：右乳腺切

口下方可见低回声，范围约 1.91cm×1.54cm×2.58cm，右胸壁实质占位性病变不除外（BI-RADS 4C 类），考虑疾病进展。患者拒绝穿刺活检，给予二线曲妥珠单抗联合 NX 化疗，用药 5 周期后疾病进展（TTP：4 个月）。2015 年 9 月行左肺部及右侧胸壁病灶活检，免疫组化符合转移癌乳腺来源，ER（−），PR（−），HER-2（3+），Ki-67（80%+）。患者三线接受吉西他滨、顺铂联合曲妥珠单抗治疗，6 周期后新发肝脏病灶。建议患者联合拉帕替尼治疗，因经济原因未应用。四线紫杉醇、卡铂联合曲妥珠单抗化疗 2 周期后，肺、肝脏及胸壁病灶进展。五线予雷替曲塞＋拉帕替尼＋曲妥珠单抗双靶联合治疗，4 周期后肺、肝脏病灶再次进展。为明确患者多线治疗耐药原因，将右乳原发病灶、左肺转移病灶及胸壁复发病灶石蜡组织及血样行 NGS 检测，结果回报：样本中均检测到 *HER-2 V777L* 基因突变，突变丰度分别为 89%、94%、96% 和 84%（表 2）。为明确下一步治疗方案，2016 年 7 月 13 日提请乳腺癌多学科 MDT 会诊决定下一步治疗方案。

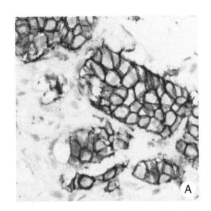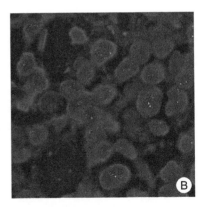

图 11　乳腺术后病理、HER-2 FISH

注：A：HER-2（3+）；B：HER-2 FISH 有扩增；A-B：×400

表 2　肿瘤组织及 ctDNA 显示 HER-2 基因突变

样本来源	基因名称	突变	丰度
2014 年右乳采样	ERBB2（HER-2）	V777L 突变	89%
		基因扩增 7.6 倍	–
2015 年肺部采样	ERBB2（HER-2）	V777L 突变	94%
		基因扩增 10.6 倍	–
2015 年右胸壁采样	ERBB2（HER-2）	V777L 突变	96%
		基因扩增 11.7 倍	–
2016 年血液 / 血浆	ERBB2（HER-2）	V777L 突变	84%
		基因扩增 3.7 倍	–

【MDT 综合会诊意见】

2016 年 7 月我院 MDT 会诊：患者诊断为年轻 HER-2 阳性晚期乳腺癌，多发内脏转移，疾病进展快，多药耐药，预后差。患者肿瘤组织 HER-2 扩增且伴 V777L 基因错义突变导致曲妥珠单抗及拉帕替尼均耐药。患者胸壁病灶破溃，局部手术不适宜，无法根治治疗。肺部及肝脏多发病灶负荷大，不适宜手术或局部放疗治疗。建议仍应以全身治疗为主，因既往多线化疗均失败，推荐抗血管生成单药或联合化疗。

【后续治疗及随访】

患者 2016 年 7 月始予六线阿帕替尼 500mg、1 日 1 次口服治疗，2016 年 10 月肺部和胸壁病灶评效为部分缓解（PR，肝脏病灶稳定）（图 12），无阿帕替尼相关不良反应。2017 年 1 月，患者出现持续性咳嗽、低热及乏力，于当地医院复查 CT 提示肺内病灶进展合并肺内感染，患者自行暂停阿帕替尼治疗。后续行抗感染及支持治疗，病情未改善，患者于 2017 年 3 月死亡。复发后 OS：26 个月。

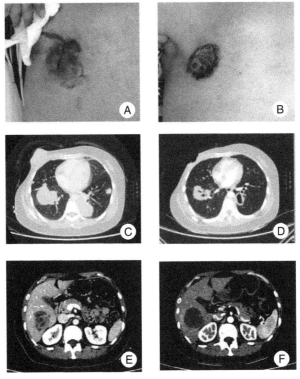

图 12　六线单药阿帕替尼治疗疗效获得部分缓解

注：A、C、E：阿帕替尼治疗前；B、D、F：阿帕替尼治疗 3 个月后

多学科讨论

　　肿瘤内科：该患者为年轻 HER-2 阳性晚期乳腺癌患者，多发内脏转移，疾病进展快。因 HER-2 扩增且伴 *HER-2 V777L* 基因突变导致曲妥珠单抗、拉帕替尼耐药，既往多线靶向联合化疗均失败，建议以全身治疗为主，考虑予患者尝试阿帕替尼单药治疗。

　　病理科：该病例原发灶和转移灶都显示为 HER-2 阳性型乳腺癌。HER-2 蛋白高表达主要是 *HER-2* 基因的扩增。*HER-2* 基因也可以发生点突变。目前在乳腺癌、胃肠道癌、肺癌和卵巢癌中都有报道。HER-2 点突变往往发生在无 HER-2 扩增的患者中，极少数患者可

以既有 *HER-2* 基因扩增，又有 HER-2 点突变。大约 5% 的乳腺癌患者携带 HER-2 点突变。研究发现 HER-2 点突变主要是驱动肿瘤进展的激活突变。*HER-2* 基因 *V777L* 突变是位于 20 号外显子激酶域的激活突变。他既可以发生在乳腺癌，也可以发生在肺癌。目前肺癌中发现的 HER-2 突变几乎都发生在这一位点。

影像科：双肺多发大小不等肿块及结节影，部分呈分叶状，边缘可见毛刺，周围可见磨玻璃密度影，较大者位于左肺下叶，大小约 6.6cm×3.5cm，平扫 CT 值约 42HU，增强后 CT 值约 87HU；另外，双侧肺门及纵隔见肿大淋巴结；右侧胸壁下可见不规则肿块，大小约 3.2cm×4.7cm。肝右后叶可见类圆形低密度影，最大截面直径约为 4.1cm，平扫 CT 值 26HU，增强扫描动脉期边缘强化，内见无强化低密度影，门脉期及延迟期病灶不均匀强化。与前比较，肺、腹、肝病灶均增长。

放疗科：对于Ⅳ期多发转移的乳腺癌患者，指南推荐以全身治疗为主。放射治疗是局部治疗常用的手段之一，可以在患者基础状况稳定或可耐受的情况下使用姑息放疗减轻患者痛苦，缓解症状。对肿瘤引起的胸壁皮肤破溃，放射治疗可以作为局部治疗，控制局部病情进展，对于一般状况较好的患者甚至可能达到破溃病灶逐渐愈合的效果。但是该患者肺、肝、胸壁多处转移，肺、肝病灶负荷大，而且多线治疗后病情未控，进展较快，预后差，考虑局部放疗控制症状意义不大，因此不推荐行胸壁病灶局部放射治疗。

📋 病例讨论

曲妥珠单抗是 HER-2 阳性晚期乳腺癌的标准治疗。对于 HER-2 阳性晚期乳腺癌应用曲妥珠单抗治疗进展后的治疗，2018

笔记

CSCO乳腺癌诊疗指南明确建议：首选拉帕替尼联合卡培他滨治疗；或继续使用曲妥珠单抗，更换其他化疗药物。本例患者术后6个月疾病复发。二线长春瑞滨和卡培他滨联合曲妥珠单抗4个月后疾病进展，后续在三线、四线及五线曲妥珠单抗跨线治疗及加用拉帕替尼均快速进展，这证实肿瘤对HER-2靶向治疗原发耐药。为了尽快控制病情，选择更有效的治疗方案，推荐患者进行NGS检测，结果提示：患者右乳、左肺转移。左胸壁病灶和外周血ctDNA均检测到HER-2扩增伴 *HER-2 V777L* 基因错义突变，突变丰度分别为89%、94%、96%和84%。

HER-2突变在乳腺癌中的发生率为3%~5%，其中，63%为ER阳性乳腺癌，HER-2阳性乳腺癌仅占30%，三阴性乳腺癌仅占7%。最常见的突变分别为19外显子的 *L755S* 缺失突变（24%）、20外显子的 *V777L* 缺失突变（13.7%），以及19外显子的 *D769H* 和 *D769Y* 突变（7.8%）。HER-2突变尽管临床少见，但他往往直接促进肿瘤的恶性增殖，成为临床治疗的主要靶点。*HER-2 V777L* 激活突变位于20外显子的激酶域，该突变导致HER-2第777位缬氨酸（V）被亮氨酸（L）替代，增强HER-2的酪氨酸激酶活性。临床前研究和个案报告表明乳腺癌细胞如果仅有 *HER-2 V777L* 突变，其对曲妥珠单抗和小分子TKI治疗均有效。

如果HER-2扩增的基础上合并HER-2突变，其对抗HER-2靶向治疗的敏感性显著下降。2017年Yosuke Hirotsu等通过病例报道提示，*V777L* 突变伴HER-2扩增乳腺癌可能造成曲妥珠单抗耐药。2018ASCO报道了徐兵河教授团队的研究，发现某些HER-2基因突变伴扩增患者对曲妥珠单抗和拉帕替尼均耐药。目前为止，HER-2扩增伴基因突变肿瘤对抗HER-2靶向治疗耐药的机制尚未明确。我们推测，如果同时伴有HER-2扩增将导致PI3K/AKT通路活性异常

笔记

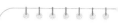

活化，可能使曲妥珠单抗和拉帕替尼对于下游信号通路的抑制作用丧失，进而造成耐药。综上推断，*HER-2 V777L* 突变可能是 HER-2 阳性乳腺癌抗 HER-2 靶向治疗耐药的预测标志。而基于"篮子试验"的理念，ErbB 家族不可逆抑制剂——来那替尼、阿法替尼可能对于 *V777L* 突变的 HER-2 阳性乳腺癌有效。而 T-DM1 通过与 HER-2 受体靶向结合，通过偶联剂 DM1 靶向杀伤肿瘤细胞，也可能对伴有 HER-2 突变的乳腺癌细胞有效。

HER-2 过表达可以促进肿瘤血管新生，因此对于 HER-2 阳性乳腺癌患者单用或联合抗血管新生治疗可能会成为逆转耐药的新策略。既往 Ⅱ 期临床研究显示：多西他赛联合贝伐珠单抗加曲妥珠单抗可延长患者无进展生存。阿帕替尼作为一类高选择竞争性结合 VEGFR2 胞内 ATP 结合位点 TKI，与其他小分子 TKI 相比具有更高的抑制血管生成活性。Hu X 等牵头的 Ⅱ 期开放、单臂临床试验探究了非三阴性乳腺癌在多线治疗失败后使用阿帕替尼治疗的疗效与安全性。结果显示，PFS 可达 3.3~4 个月，并且既往曲妥珠单抗耐药患者获得更好疗效。本例患者在多线抗 HER-2 治疗失败后，应用单药阿帕替尼治疗达 PR 并成功延长 PFS 至 6 个月，这提示我们，抗血管新生治疗可能逆转抗 HER-2 靶向治疗耐药，未来需要在曲妥珠单抗耐药患者中尝试抗 HER-2 治疗与抗血管新生治疗双靶联合，这可能为逆转曲妥珠单抗耐药带来新的曙光。

病例点评

HER-2 阳性晚期乳腺癌存在曲妥珠单抗治疗原发耐药。*HER-2* 基因点突变是 HER-2 阳性晚期乳腺癌曲妥珠单抗原发耐药的原因之一。HER-2 扩增且伴 *V777L* 突变的乳腺癌患者存在曲妥珠单抗和拉帕替尼耐药，进一步进行肿瘤组织多基因检测寻找耐药的分子机制是未来的研究方向。抗血管新生单药和（或）联合抗 HER-2 靶向治疗可能为部分难治患者的治疗提供新思路。

参考文献

1. Bose R，Kavuri SM，Searleman AC，et al.Activating HER-2 mutations in HER-2 gene amplification negative breast cancer.Cancer Discov，2013，3（2）：224-37.

2. Daniel J，Zabransky，Christopher L，et al.HER-2 missense mutations have distinct effects on oncogenic signaling and migration.Proc Natl Acad Sci，2015，112（45）：E6205-6214.

3. Yosuke Hirotsu，Hiroshi Nakagomi，Kenji Amemiya，et al. Intrinsic HER-2 V777L mutation mediates resistance to trastuzumab in a breast cancer patient.Med Oncol，2017，34（1）：3.

4. Hu X，Cao J，Hu W，et al.Multicenter phase II study of Apatinib in non-triple-negative metastatic breast cancer.BMC Cancer，2014，14：820.

5. Lee S. Schwartzberg，SuprithBadarinath，Mark R. Keaton，et al. Phase II multicenter study of docetaxel and bevacizumab ± trastuzumab as first-line treatment of patients with metastatic breast cancer.Clin Breast Cancer，2014，14（3）：161-168.

（李丹妮　张凌云）

009 三阴性乳腺癌肺转移

病历摘要

【基本信息】

患者女，64岁，ECOG评分：0分。

主诉：左乳腺癌术后4年余，肺转移2年余。

目前诊断：左乳腺癌（Ⅳ期，肺转移）。

既往史：体健。

家族史：否认肿瘤家族史。

【疾病特点】

三阴性乳腺癌术后出现肺转移，多线化疗后疾病进展，改行DP（多西他赛＋顺铂）方案化疗2周期序贯单药多西他赛化疗6周期，肺转移完全缓解，临床治愈。

【病史汇报】

患者2009年9月16日行左乳腺癌改良根治术，术后病理：浸润性导管癌Ⅱ级，肿物2.0cm，淋巴结转移（1/12枚）。免疫组化：ER（–），PR（–），HER-2（–），Ki-67（40%+）。术后分期：pT1N1M0，ⅡA期。术后入我科行CEF方案辅助化疗4周期，第5周期因心脏毒性不能耐受，终止化疗。2011年10月肺CT示双肺多发小结节，转移瘤可能性大，临床诊断：左乳腺癌（Ⅳ期，肺转移），DFS：25个月。2011年11月16日始于外院行一线GT方案化疗6周期，评效为部分缓解（PR）。后患者服用中药治疗（具体不详）

至 2012 年 12 月。2012 年 12 月 17 日复查肺 CT 示疾病进展（PD），肺内病灶增大。2013 年 1 月 3 日始行二线卡培他滨＋万特普安化疗 7 周期，评效为疾病稳定（增大 SD），后患者口服卡培他滨维持化疗。2013 年 9 月复查肺 CT 示 PD（肺内病灶增大），行三线单药长春瑞滨化疗 4 周期，评效为 PR，4 周期后终止治疗，末次化疗时间：2013 年 12 月 9 日。2014 年 4 月 21 日复查肺 CT 示 PD（肺内病灶增大）。为明确下一步治疗方案，2014 年 4 月 23 日提交乳腺癌多学科 MDT 会诊。

【MDT 综合会诊意见】

患者为三阴性乳腺癌，术后 2 年出现肺转移，经 GT、卡培他滨＋万特普安及单药长春瑞滨等方案化疗均有效，患者肿瘤负荷不大，疾病进展缓慢，其生物学特性类似 Luminal 型乳腺癌。目前患者疾病进展，肺内结节增大，同时双肺多发转移，不适合局部手术及放疗。考虑患者既往未用过铂类药物，推荐按照三阴性乳腺癌给予含铂方案全身化疗。

【后续治疗及随访】

患者不同意进行肺内病灶穿刺，根据 MDT 会诊意见，于 2014 年 4 月 25 日始行四线 DP 方案化疗 2 周期，评效为 PR（图 13），化疗后出现 2 度恶心，1 度呕吐，3 度乏力，因化疗耐受性较差，改行单药多西他赛化疗 6 周期，评效为完全缓解（CR）（图 13），末次化疗时间：2014 年 10 月 9 日。后患者定期复查未见疾病进展，至 2018 年 8 月随访患者肺内病灶仍维持 CR，疾病临床治愈。

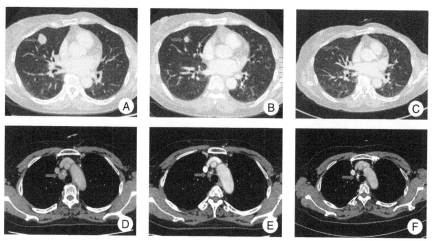

图 13　四线 DP 方案序贯单药多西他赛化疗后评效为完全缓解

注：A、D：DP 方案化疗前；B、E：DP 方案化疗 2 周期后；C、F：序贯单药多西他赛化疗 6 周期后

多学科讨论

肿瘤内科：患者为三阴性乳腺癌，术后 2 年出现肺转移，经 GT、卡培他滨及单药长春瑞滨等方案多线化疗均有效。患者病程较长，疾病进展较慢，生物学特征类似 Luminal 型乳腺癌，建议对肺内病灶穿刺活检以明确病理诊断，除外第二种原发肿瘤。目前患者肺内多发病灶伴纵隔淋巴结肿大，肿瘤负荷较大。治疗上，应以全身治疗为主，建议应用含铂方案化疗。

放疗科：本例患者为Ⅳ期乳腺癌，双肺多发转移，不适合行肺内病灶的放射治疗。虽然随着放射治疗技术的发展，SBRT 已经被证实对寡转移病灶具有良好的治疗效果，具有安全无创、无严重并发症及治疗费用不高的特点，可提高肿瘤的局部控制率，改善生活质量，但寡转移的定义通常指单个器官的孤立转移病灶，或延伸为少数几个器官出现的 3~5 个转移病灶，主要强调转移肿瘤的负荷比较小。该患者双肺多发转移，局部转移灶的 SBRT 治疗无法达到减轻肿瘤负荷的效果，因此，不推荐行肺内病灶局部放疗。

病例讨论

三阴性乳腺癌预后相对较差，缺乏雌激素受体和 HER-2 受体表达，不适合进行内分泌治疗和抗 HER-2 靶向治疗，化疗仍是三阴性乳腺癌的主要治疗手段，目前蒽环类和紫杉类药物为主的方案是晚期三阴性乳腺癌的标准化疗方案。近年来，铂类药物在三阴性乳腺癌治疗中的地位越来越高。由国内学者牵头的 CBCSG006 研究表明，吉西他滨联合顺铂方案（GP）较吉西他滨联合紫杉醇方案（GT）可显著延长转移性三阴性乳腺癌患者的生存期，无进展生存期（PFS）由 6.47 个月延长到 7.73 个月。最近的 TNT 研究结果显示，对于携带胚系 *BRCA1/2* 基因突变的三阴性乳腺癌，相比多西他赛，卡铂的有效率更高（68% *vs.* 33%）。因此，含铂类药物的化疗方案有望成为转移性三阴性乳腺癌的首选。本例患者为三阴性乳腺癌，复发转移一线治疗参加 CBCSG006 临床研究，随机到对照组（GT 组），因而一线未应用含铂方案治疗。患者在四线治疗应用含铂方案 2 周期疗效评估达到 PR，但因为毒性停用铂类药物改用多西他赛单药，仍达到疾病完全缓解，其疗效的取得与铂类应用有关，更与持续多西他赛单药的序贯应用密切相关。

晚期乳腺癌的治疗目的在于延长生存时间、提高生活质量，治疗过程中平衡治疗获益和毒性尤为重要。多项前瞻性临床研究显示，对于晚期乳腺癌患者，与单药序贯化疗相比，联合化疗通常有更高的客观缓解率和更长的无疾病进展时间，但联合化疗的毒性较大且生存获益有限，许多患者因为不能耐受联合化疗的不良反应而提前中断化疗。指南推荐，在没有快速的临床进展、没有危及生命的内脏转移及无需迅速控制症状和（或）肿瘤时，优先选择单药序贯化疗。本例患者在一线联合治疗疾病进展后，序贯单药化疗持续获益，在四线化疗前疾病进展迅速，而选择 DP 方案联合化疗但患者无法耐受联合化疗的毒性而改为单药化疗，在整个治疗过程中，序贯单药治疗给患者带来更大的获益和更好的生活质量。

晚期乳腺癌化疗后达到完全缓解非常少见。多项回顾性分析显示，12.7%~16.6% 的晚期乳腺癌患者化疗后疾病完全缓解，年轻、体能状态好、转移部位少、肿瘤负荷小及 HER-2 阳性晚期乳腺癌患者化疗后更易达到完全缓解。本例三阴性乳腺癌伴多发肺转移患者，经四线化疗达到完全缓解，实属罕见。这提示：对于三阴性乳腺癌，临床医生应根据肿瘤的生物学特征个体化治疗，充分评估治疗的疗效和耐受性，科学地选择单药和联合化疗。疾病的治愈并不是治疗目的，最小的毒性获取最大的生存获益才是最终的目标。

📋 病例点评

晚期乳腺癌处于无症状内脏转移及无需迅速控制内脏危象时，推荐进行单药序贯化疗。三阴性乳腺癌含铂方案治疗更有效。晚期乳腺癌的治疗目的不是治愈，但临床医生不应轻言放弃治愈的可能，少数患者经多线化疗也可达到完全缓解。

参考文献

1. 徐兵河，江泽飞，胡夕春 . 中国晚期乳腺癌临床诊疗专家共识 2016. 中华医学杂志，2016，96（22）：1719-1727.

2. Hu X C，Zhang J，Xu B H，et al.Cisplatin plus gemcitabine versus paclitaxel plus gemcitabine as first-line therapy for metastatic triple-negative breast cancer（CBCSG006）：a randomised，open-label，multicentre，phase 3 trial.Lancet Oncol，2015，16（4）：436-446.

3. Tutt A，Tovey H，Cheang M，et al.Carboplatin in BRCA1/2-mutated and triple-negative breast cancer BRCAness subgroups：the TNT Trial.Nat Med，2018，24（5）：628-637.

4. Cardoso F，Bedard P L，Winer E P，et al.International guidelines for management of metastatic breast cancer：combination vs sequential single-agent chemotherapy.J Natl Cancer Inst，2009，101（17）：1174-1181.

5. Greenberg P A，Hortobagyi G N，Smith T L，et al.Long-term follow-up of patients with complete remission following combination chemotherapy for metastatic breast cancer.J Clin Oncol，1996，14（8）：2197-2205.

（赵　雷　石　晶）

010 三阴性老年乳腺癌肺、骨转移

病历摘要

【基本信息】

患者女，77 岁，ECOG 评分：1 分。

主诉：左乳腺肿物 1 年，确诊左乳腺癌伴肺转移 1 个月。

临床诊断：左乳腺癌（cT4N1M1，Ⅳ期，肺转移）。

既往史：体健。

家族史：否认肿瘤家族史。

【疾病特点】

老年首诊Ⅳ期三阴性乳腺癌，一线含铂方案获益，化疗后单药卡培他滨维持治疗，因不能耐受毒副反应停药，停药后短期内疾病进展。

【病史汇报】

患者 2013 年 3 月发现左乳肿物，蚕豆大小，缓慢增大，2014 年 4 月自觉红肿范围明显扩大，肿物局部出现破溃，超声示左乳及左侧胸壁弥漫占位性病变（5 级），左腋下多个淋巴结肿大（5 级），双锁骨上下及右腋窝未见明显肿大淋巴结。肺、腹 CT 提示：左肺上叶、右肺中叶及右肺下叶可见多发结节影，转移癌不除外，余处未见转移。左乳肿物穿刺活检病理：浸润性导管癌Ⅱ级，ER（−），PR（−），HER–2（−），Ki–67（约 25%+），确定诊断：左乳腺癌（cT4N1M1，Ⅳ期，肺转移）。患者为老年初始Ⅳ期三阴性乳

笔记

腺癌，局部肿瘤破溃严重影响生活质量，2014 年 5 月 25 日提请乳腺癌多学科团队会诊，决定下一步治疗方案。

【MDT 综合会诊意见】

患者为初诊Ⅳ期老年三阴性乳腺癌，既往无基础疾病，肿瘤进展迅速，有局部症状，需尽快控制肿瘤，建议两药联合化疗。白蛋白紫杉醇为目前有效率高且毒性低的化疗药物，而铂类药物在三阴性乳腺癌中的地位逐渐明确，考虑到患者年龄及耐受性，建议减量的白蛋白紫杉醇联合顺铂方案化疗。

【后续治疗及随访】

患者 2014 年 6 月始行白蛋白紫杉醇联合顺铂方案化疗 4 周期，1 周期化疗出现 1 度恶心，1 度乏力，2 度骨髓抑制，最佳疗效部分缓解（PR）（图 14、图 15），左乳及左胸壁病灶缩小，破溃愈合，左腋下淋巴结明显缩小，双肺小结节几乎消失。末次化疗时间：2014 年 10 月 17 日。患者于 2014 年 12 月至 2015 年 1 月行左乳腺局部放疗，共 33 次，期间同步口服卡培他滨，结束放疗后口服卡培他滨维持 2 周期，2015 年 3 月自行停药。2015 年 5 月于我院复查乳腺 MRI 提示左乳新发环形强化结节，与 2014 年 12 月 29 日对比为新发病灶，左胸壁及左腋下淋巴结病灶稳定，右腋窝、双颈部、双锁骨上下窝未见明显肿大淋巴结。肺、腹 CT 示肺内病灶增大（TTP：11 个月），患者拒绝治疗。2015 年 9 月患者因右大腿疼痛就诊，复查超声提示左乳、左胸壁及左腋下淋巴结增大，左锁骨上窝新发肿大淋巴结，右腋窝、双颈部、双锁骨下窝、右锁骨上窝未见明显肿大淋巴结，肺、腹 CT 示肺内病灶进一步增多、增大。股骨 MRI 提示：右侧股骨转移。2015 年 9 月 8 日始行单药白蛋白紫杉醇方案化疗 2 周期并于当地行股骨局部放疗 27 次，自觉左侧股骨疼痛较前缓解。

笔记

2 周期后于我院复查乳腺局部病灶进展，皮肤红肿伴溃疡，TTP：2 个月。三线 GP 方案化疗 2 周期后肺、腹 CT 示肺内病灶增大，多发椎体转移，疗效不佳且体能下降明显，当地对症支持治疗。2016 年 6 月因疾病进展死亡。OS：26 个月。

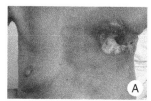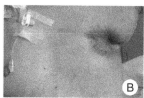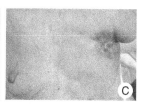

图 14　一线白蛋白紫杉醇联合顺铂（AP）
方案化疗疗效获得部分缓解（乳腺外观）

注：A：AP 方案化疗前；B：AP 方案化疗 2 周期后；C：AP 方案化疗 4 周期后

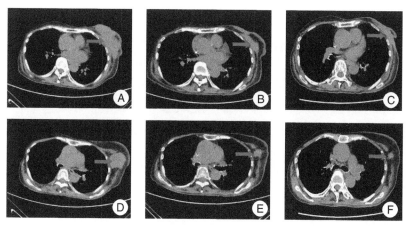

图 15　一线白蛋白紫杉醇联合顺铂（AP）方案化疗疗效获得部分缓解（CT 图像）

注：A、D：AP 方案化疗前；B、E：AP 方案化疗 2 周期后；C、F：AP 方案化疗 4 周期后

多学科讨论

放疗科：对于初始Ⅳ期乳腺癌患者，治疗原则推荐首选全身药物治疗，可以结合手术和（或）放疗等局部治疗更好地控制肿瘤。对于Ⅳ期乳腺癌来说，局部放疗多在药物控制病情稳定后或在药物

治疗无效后用于控制局部症状。本例患者为老年女性，尽管乳腺局部存在破溃，仍推荐首选全身药物治疗，待全身疾病控制后，可考虑局部治疗。若体能较差，无法接受标准治疗，可首先予以局部放疗控制病情，改善生活质量。

肿瘤内科：老年乳腺癌不能因为年龄而拒绝给予治疗，治疗应更加个体化。不仅评估 ECOG，还需要进行老年综合评估（CGA），预测治疗毒性（主要是化疗不良反应），治疗目标是缓解症状、改善生活质量。对于首诊Ⅳ期的三阴性乳腺癌，目前尚无标准方案。白蛋白紫杉醇无论是疗效还是不良反应都优于传统紫杉醇。目前最新的研究提示含铂方案在三阴性乳腺癌中具有较高的有效率，因此建议该患者使用白蛋白紫杉醇联合顺铂方案化疗。

乳腺外科：患者为首诊Ⅳ期老年三阴性乳腺癌，皮肤及肺转移，肿瘤进展迅速，局部症状明显，影响生活质量，目前首要任务是尽快控制肿瘤进展，缓解症状，提高患者生活质量。但患者高龄，机体条件及耐受力差，肿瘤巨大、破溃，侵犯胸壁，手术创伤及难度大，无法 R0 切除，不建议手术治疗，推荐全身治疗为主，也可选择放疗缓解局部症状。

病例讨论

随着预期寿命的延长以及各种疾病治疗手段的进步，临床医生会面对越来越多老年乳腺癌患者，由于绝大部分临床试验均不纳入老年患者，因此，老年乳腺癌患者的循证医学证据相对匮乏，各种抗肿瘤治疗风险和获益的相关数据相对缺乏。对于晚期老年乳腺癌患者，尤其是不适合内分泌和靶向治疗的三阴性乳腺癌，既不能仅仅因为年龄的原因放弃有效的治疗手段，又要尽量避免治疗相关的严重不良反应。因此，老年晚期三阴性乳腺癌患者的化疗相关风险评估至关重要。该患者 73 岁，为三阴型乳腺癌，存在疼痛、破溃等明显影响生活质量的症状，既往体能良好，无基础疾病。对于该患者来说，首要任务为尽快控制肿瘤，缓解症状。我们对该患者进行了 CGA 量表的评估，结果为若进行标准剂量的联合方案化疗，发生 3 度以上不良反应的风险为 48%，属于中度风险。基于以上考虑，给予该患者选择减量的两药联合化疗。

　　三阴性乳腺癌是一类侵袭性强、治疗效果欠佳、预后极差的乳腺癌亚型。对于晚期三阴性乳腺癌，铂类在一线治疗的地位逐渐凸显。2016 年 SABCS 上报告的一项 Ⅱ 期研究（tnAcity 试验）显示，白蛋白紫杉醇联合铂类或联合吉西他滨，疗效优于铂类联合吉西他滨的标准治疗方案。在 2014 年圣安东尼奥乳腺癌研讨会上，一项重要的随机 Ⅲ 期 TNT 研究显示，分别以卡铂和多西他赛治疗新复发三阴性乳腺癌，全部患者的分析结果显示，两种药物的客观有效率（ORR）或无进展生存期（PFS）没有显著差异，但在 *BRCA* 突变患者中，卡铂治疗组的 ORR 和 PFS 大大改善，而且卡铂治疗毒性较小。随后的几年中，一些研究在蒽环类和紫杉类药物标准化疗方案中添加铂类药物治疗新诊断 TNBC（三阴性乳腺癌），结果显示新辅助化疗中加入铂类药物可提高病理完全缓解率（pCR）。目前大部分专家均认可对于 TNBC，铂类药物是一种很好的选择。本例患者为初始治疗的三阴性乳腺癌，考虑到蒽环联合紫杉的严重毒副反应以及铂类药物的价值，给予白蛋白紫杉醇联合铂类药物治疗。

　　接受规范的一线化疗后达到疾病控制的患者，通过延长药物治疗时间、控制肿瘤进展，从而改善生活质量、提高无病生存期。晚期三阴性乳腺癌的维持治疗尤为重要。中国抗癌协会乳腺癌专业委员会发布的《中国晚期乳腺癌维持治疗专家共识》，对于化疗的维持进行了如下建议：①部分从一线联合化疗方案中获益且耐受性好的患者，可考虑将联合方案持续用到疾病进展，或根据患者耐受情况适时更改剂量及用药时长。可选的联合药物有紫杉类、吉西他滨、卡培他滨、长春瑞滨等。②维持治疗需要兼顾疗效、安全性与经济因素。因此，在一线化疗有效的前提下，选用一种适合长期使用、方便、安全又经济的药物进行维持治疗是目前推荐的方案之一。可选的药物为卡培他滨。③对于难以耐受常规剂量化疗维持的患者，可考虑节拍化疗；适合节拍化疗的药物应为高效、低毒且使用方便的口服制剂，推荐的有卡培他滨、长春瑞滨、环磷酰胺或氨甲蝶呤。该患者白蛋白紫杉醇联合顺铂方案化疗停药后进行了联合卡培他滨的局部放疗，放疗后建议其继续口服卡培他滨维持化疗，患者未依从。该患者停药 2 个月后出现疾病进展，更加说明维持治疗的重要价值。

病例点评

老年乳腺癌不能因为年龄而拒绝治疗，治疗应更加个体化。对于化疗耐受程度的评估，不仅要评估 ECOG/KPS，还需要进行 CGA 等相关评估，以预估化疗相关不良反应，从而更好地制定毒性低、获益最大的治疗方案。对于三阴性乳腺癌，铂类一线治疗具有重要价值。白蛋白紫杉醇毒性低、有效率高，对于老年晚期乳腺癌患者是较好的选择。

参考文献

1. Gennari A，Stockler M，Puntoni M，et al.Duration of

chemotherapy for metastatic breast cancer: a systematic review and meta-analysis of randomized clinical trials.J Clin Oncol，2011，29（16）：2144-2149.

2. Cardoso F，Costa A，Norton L，et al.ESO-ESMO 2nd international consensus guidelines for advanced breast cancer （ABC2）.Ann Oncol，2014，25（10）：1871-1888.

3. O'Shaughnessy J，Gradishar WJ，Bhar P，et al.Nab-paclitaxel for first-line treatment of patients with metastatic breast cancer and poor prognostic factors: a retrospective analysis.Breast Cancer Res Treat，2013，138（3）：829-837.

（石　晶　李傲迪）

011　三阴性乳腺癌保乳术后局部复发

 病历摘要

【基本信息】

患者女，62岁，ECOG评分：1分。

主诉：右乳腺癌保乳术后4个月，右乳腺复发及腋窝淋巴结转移1个月。

临床诊断：右乳腺癌术后复发（cT4N1M0，ⅢB期）。

既往史：支气管扩张病史10年。

家族史：否认肿瘤家族史。

【疾病特点】

三阴性乳腺癌术后局部复发，卡培他滨放化疗同步治疗获得完全缓解（CR）。

【病史汇报】

患者2011年10月行右乳腺癌保乳术＋前哨淋巴结活检术，术中见肿物约2.5cm，前哨淋巴结未见癌（0/6枚）。术后病理：右乳浸润性癌（浸润性导管和浸润性小叶癌混合型），ER（－），PR（－），HER-2（2+），FISH无扩增，Ki-67（约30%+）。术后分期：pT2N0M0，ⅡA期。于2012年1月始行CEF化疗，2周期后发现原手术瘢痕处新发两处肿物，迅速增大，皮肤呈紫红色，橘皮征（＋），触诊质硬，活动度差，边界不清，触痛（＋）。彩超提示：右乳腺内上象限两处实质占位，分别为2.6 cm×1.35cm×2.29cm、

 笔记

3.06cm×1.49 cm×2.49cm（5级），右腋窝淋巴结肿大，1.04cm×0.59cm（5级），右锁骨上窝可见数个淋巴结，大者约1.1cm×0.64cm（3级），左锁骨上、双锁骨下未见明显肿大淋巴结。临床诊断：右乳腺癌保乳术后复发（cT4N1M0，ⅢB期），DFS：4个月。2012年2月初出现发热，呼吸困难，体温最高达39℃，伴咳嗽、黄痰。肺CT提示双侧支气管扩张伴感染。血常规示：白、粒细胞高。肺功能提示混合性通气功能障碍，小气道功能重度障碍。血气分析：PaO_2 57.1mmHg，$PaCO_2$ 43.2mmHg。患者在诊断为三阴性乳腺癌行保乳术后短期复发，疾病进展迅速，同时存在支气管扩张伴肺内感染、呼吸困难。2012年2月28日提请乳腺癌多学科团队会诊决定下一步治疗方案。

【MDT 综合会诊意见】

患者保乳术后局部复发，呈炎性乳癌改变，无法行根治性手术，应进行系统治疗。但患者目前存在支气管扩张合并肺内感染及Ⅰ型呼吸衰竭，暂不适合静脉化疗，建议积极抗感染治疗后给予卡培他滨口服化疗，同时针对局部新发病灶（右侧乳腺、右腋窝）给予同步放疗。

【后续治疗及随访】

2012年3月始行单药卡培他滨方案化疗，前2周期卡培他滨1.0g、1日2次，d1~d14（3周）。3周期后改为1.5g、1日2次，d1~d14（3周）。无不良反应。化疗第1周期联合右侧乳腺、右腋窝及右锁骨区局部放疗，共25次。2周期后乳腺肿物增大，疗效评价疾病进展（PD），但考虑不除外放疗导致的肿瘤炎症反应，未改变全身治疗方案，继续卡培他滨治疗。6周期后评效为部分缓解（PR）。12周期后评效疾病接近完全缓解（CR）。第20周期末疗效评价为维持 CR（图 16、图 17）。末次化疗时间 2015 年 2 月。卡培他滨维持治疗期间患者仅有 1 度手足综合征，无其他不良反应，末次随访时间为 2018 年 7 月，患者疾病仍维持 CR。

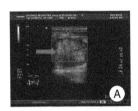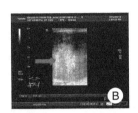
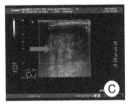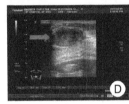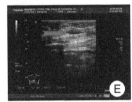

图 16　二线单药卡培他滨同步放化疗，疗效达到完全缓解（乳腺超声图像）

注：A：治疗前（7.4cm，5 级）；B：治疗 2 周期后（11.1cm，5 级）；C：治疗 6 周期后（7.3cm，5 级）；D：治疗 12 周期后（2.4cm，2 级）后；E：治疗 20 周期后（1.0cm，2 级）

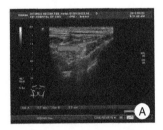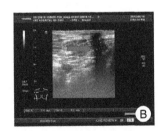

图 17　二线单药卡培他滨同步放化疗，疗效达到完全缓解
（腋窝淋巴结超声图像）

注：A：治疗前（1.07cm×0.63cm，5 级）；B：治疗 2 周期后（1.07cm×0.63cm，3 级）

多学科讨论

放疗科：本例患者为乳腺癌保乳术后复发，患者局部肿瘤负荷大，不可手术切除，可进行局部放疗。根据患者的疾病特点及合并

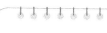

症，建议患者进行同步放化疗。同步放化疗能够更好地发挥化疗和放疗协同作用，既增加肿瘤的局部控制，又对肿瘤的全身治疗有效。因患者有支气管扩张的病史合并肺内感染病史，考虑患者肺功能差，同步放化疗可能使放射性副损伤加重，因此，放疗计划的制定应该严格限制肺部照射剂量，并适当使用放射防护剂减少正常组织发生放射性损伤的风险。

乳腺外科：该患者既往存在严重支气管扩张病史，肺功能差，因不能耐受全麻手术，因此影响了初次手术及后续治疗的最佳选择。目前患者诊断为右乳腺癌保乳术后复发（cT4N1M0，ⅢB 期），肿瘤负荷较大，无法根治切除。三阴性乳腺癌预后差，应该首选全身化疗，为控制局部症状，建议给予局部放疗。

肿瘤内科：该患者目前存在肺内感染，伴Ⅰ型呼吸衰竭，故暂不建议全身化疗。建议给予强有力的抗感染治疗后予同步放化疗。患者存在支气管扩张，化疗后的免疫抑制会诱发肺内感染，故建议选用不良反应较小的化疗方案。该患者术后短期复发，对蒽环类耐药，建议卡培他滨同步放化疗。

病例讨论

三阴性乳腺癌为高侵袭性疾病，对于复发转移性疾病应该以全身治疗为主。该患者为保乳术后短期内乳腺局部复发，局部红肿症状严重，需要迅速控制症状，为了更好地控制局部和全身疾病，故选择乳腺放化疗同步治疗。现有的研究提示，乳腺癌同步放化疗不仅增加乳腺病灶的局控率，而且对于全身疾病的控制有较好的疗效。目前同步放化疗研究多推荐放疗联合紫杉类药物方案。而对于新辅助化疗耐药患者，有小样本的研究提示，在放疗的基础上联合卡培

笔记

他滨可以增加肿瘤的缓解率。本例患者术后短期内出现局部进展，属于蒽环类耐药患者，患者的合并症使其难以耐受紫杉类药物化疗，卡培他滨联合局部乳腺及淋巴结区域同步放化疗增加肿瘤局控率，迅速控制患者的局部症状，不良反应可耐受。患者在治疗 3 周期后乳腺肿物增大，但患者乳腺局部症状并未加重，考虑肿物增大为放化疗同步加重了肿瘤局部组织的炎症坏死所致。因此，尽管临床评估疾病进展，但并未改变治疗方案，患者在后续的卡培他滨治疗中进一步获益，并获得完全疾病完全缓解。

尽管铂类药物在三阴性乳腺癌全身治疗的地位逐渐被证实。但卡培他滨在三阴性乳腺癌的价值也值得关注。2017 年在《欧洲癌症杂志》发表的一篇关于卡培他滨在乳腺癌辅助治疗中作用的 Meta 分析显示，与非三阴性乳腺癌相比，三阴性乳腺癌在标准的术后辅助治疗基础上加用卡培他滨可以明显提高 DFS；而最新的 CREAT-X 临床研究也证实了新辅助化疗没有达到 PCR 的乳腺癌患者，术后卡培他滨的强化治疗能带来生存获益，尤其在三阴性乳腺癌亚组。而且，目前有足够的证据表明，卡培他滨与放疗联用有放疗增敏的作用。患者在同步放化疗后应用卡培他滨维持治疗 2 年，其疾病获得完全缓解达数年，这与长期有效的维持治疗密切相关。

对于存在严重合并症不能接受标准治疗的患者，如何选择个体化治疗方案是对医生的考量。该患者既往存在支气管扩张病史，已合并肺内感染，化疗耐受较差，化疗风险较高，需要选择高效低毒的化疗方案控制全身疾病。卡培他滨同步放化疗既增加局部控制率，又兼顾全身治疗，对此类患者应该是较合适的选择。

病例点评

三阴性乳腺癌是高侵袭性疾病，对于不可切除的保乳后局部复发，局部治疗的介入应该在全身治疗有效的前提下进行。但对于局部症状较重且无法耐受全身静脉化疗的患者，同步放化疗也是一个很好的选择。卡培他滨的长期维持治疗是患者获得疾病长期完全缓解的重要因素。

参考文献

1. Gaui MF，Amorim G，Arcuri RA，et al.A phase II study of second-line neoadjuvant chemotherapy with capecitabine and radiation therapy for anthracycline-resistant locally advanced breast cancer.Am J Clin Oncol，2007，30（1）：78-81.

2. Bourgier C，Ghorbel 1，Heymann S，et al.Effect of preoperative rescue concomitant FUN/XUN-based chemo-radiotherapy for neoadjuvant chemotherapy-refractory breast cancer.Radiother Oncol，2012，103（2）：151-154.

3. Akina Natori，Josee-LyneEthier，Eitan Amir，et al.Capecitabine in early breast cancer：A meta-analysis of randomised controlled trials.Eur J Cancer，2017，77：40-47.

4. Masuda N，Lee SJ，Ohtani S，et al.Adjuvant capecitabine for breast cancer after preoperative chemotherapy.N Engl J Med，2017，376（22）：2147-2159.

（石　晶　李傲迪）

012 乳腺癌骨、胰腺及肝转移

病历摘要

【基本信息】

患者女，52岁，已绝经，ECOG评分：1分。

主诉：左乳腺癌术后11年余，骨转移4年4个月，肝转移、淋巴结转移、胰腺转移及盆腔软组织转移2周。

临床诊断：左乳腺癌术后（Ⅳ期，骨、肝、胰腺及盆腔软组织转移）。

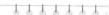

既往史：体健。

家族史：否认肿瘤家族史。

【疾病特点】

激素受体阳性 HER-2 阴性乳腺癌复发转移后转变为激素受体阴性 HER-2 阳性乳腺癌，抗 HER-2 靶向治疗长期生存获益。

【病史汇报】

患者 2001 年 8 月因左乳肿物就诊于当地医院行局部肿物切除术，术后病理：（左乳）浸润导管癌，肿物 3cm。免疫组化：ER（+），PR（+），HER-2（1+）（图 18），遂于我院行左乳腺癌改良根治术。术后病理：乳腺组织未见癌，淋巴结转移（0/17 枚）。术后分期：T2N0M0，ⅡA 期。术后 CEF 方案化疗 8 周期，后规律口服他莫昔芬治疗 5 年。2008 年 5 月肺 CT 示左侧第 5、7 肋骨质破坏，伴局部软组织肿块，穿刺见癌细胞，诊断骨转移瘤。肺、腹 CT 未见骨外其他转移，骨 ECT 未见其他核素异常浓聚。于 2008 年 5 月行一线 TX 方案化疗 4 周期，4 周期评效示完全缓解，后左侧胸壁放疗 33 次。化疗期间服唑来膦酸预防骨相关不良事件。后行一线来曲唑内分泌维持治疗至 2012 年 6 月。2012 年 7 月因腰部不适，CT 检查示仅第 5 胸椎椎体骨质破坏，给予患者二线氟维司群内分泌治疗，具体用药为 500mg d1，250mg d14、d28，以后每 28 天 1 次（当时仅批准 250mg 剂量）。治疗 2 个月疼痛无缓解。PET-CT 结果提示胰腺、肝脏、腋窝淋巴结及盆腔软组织等多部位复发转移。2012 年 9 月右腋窝淋巴结穿刺病理：淋巴结转移癌，免疫组化支持乳腺癌转移，GATA3（+），ER（-），PR（-），HER-2（3+），Ki-67（15%+）（图 19）。入院完善检查后，2012 年 9 月 28 日提请乳腺癌多学科 MDT 会诊决定下一步治疗方案。

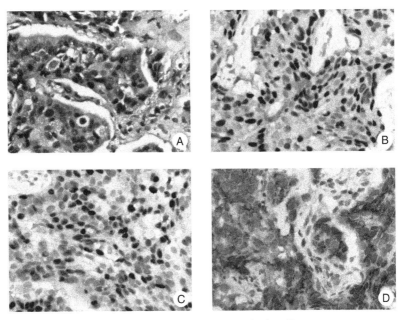

图 18 乳腺原发灶病理及免疫组化

注：A：HE；B：ER（+）；C：PR（+）；D：HER-2（-）；A~D：×400

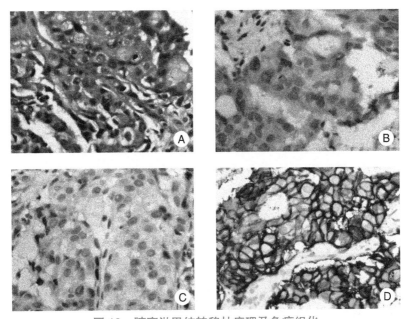

图 19 腋窝淋巴结转移灶病理及免疫组化

注：A：HE；B：ER（-）；C：PR（-）；D：HER-2（3+）；A~D：×400

【MDT 综合会诊意见】

患者为晚期乳腺癌，多发内脏转移，肿瘤负荷大，没有手术及放疗局部治疗的适应证，复发后腋窝转移病灶病理活检诊断为 ER（－），PR（－），HER-2（3+），符合乳腺癌复发转移后的分子标志物改变规律。建议尽快给予全身治疗，推荐曲妥珠单抗联合化疗。

【后续治疗及随访】

2012 年 10 月至 2013 年 2 月行三线曲妥珠单抗联合长春瑞滨加顺铂（NPH）方案化疗 6 周期（图 20），2 周期后评效为部分缓解（PR），4 周期后评效为完全缓解（CR），6 周期后复查 PET-CT 仍维持 CR，化疗结束后自行停用曲妥珠单抗治疗。2014 年 12 月患者出现腰痛及排便、排尿略困难，复查 PET-CT 示骨、淋巴结、胸腹壁皮下及胰腺前方多发转移灶。2014 年 12 月 4 日行四线多西他赛联合曲妥珠单抗化疗 1 周期，同时行腰椎局部放疗，后腰痛及排便、排尿障碍缓解。2014 年 12 月至 2015 年 4 月继续多西他赛联合曲妥珠单抗化疗 6 周期，最佳疗效为 PR，其中胸腹壁皮下及胰腺前方多发转移灶接近 CR，之后曲妥珠单抗单药维持治疗 6 周期，因经济原因于 2015 年 9 月停止曲妥珠单抗治疗。2015 年 12 月后颈隐痛，CT 显示骨转移进展。于 2015 年 12 月始行五线拉帕替尼联合卡培他滨化疗，并行颈椎病灶局部放疗（总剂量 40Gy）。后颈痛缓解，至今患者骨病灶稳定，在外院复查随访，未查到骨外其他部位转移，拉帕替尼联合卡培他滨化疗至今已超过 2.5 年。

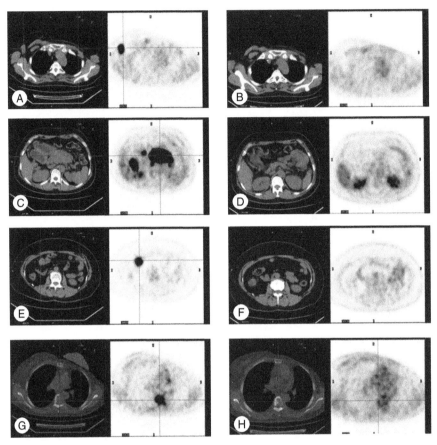

图 20　三线 NPH 方案化疗疗效获得完全缓解（PET-CT）

注：A、C、E、G：NPH 方案化疗前；B、D、F、H：NPH 方案化疗 6 周期后

多学科讨论

肿瘤内科：患者初始诊断为 Luminal 型乳腺癌，既往内分泌治疗有效，疾病进展后二线内分泌治疗耐药。转移灶再次活检取病理提示肿瘤转换为 HR 阴性 HER-2 阳性乳腺癌。这种肿瘤标志物的转换决定了抗 HER-2 治疗为复发后的主要治疗手段，患者多发内脏转移，应该以全身治疗为主，推荐曲妥珠单抗联合化疗。

病理科：该患者为激素受体阳性 HER-2 阴性乳腺癌，术后多发转移，内分泌治疗耐药后再活检，病理转化为 HER-2 阳性乳腺癌。

这种翻天覆地的变化,原因有几种。一种可能是检测方法和技术问题,特别是间隔时间比较长的病例,受检测系统、抗体、检测方式等因素影响,检测结果可能存在不一致性;另外一种很重要的原因就是肿瘤细胞的异质性。这种异质性包括很多种,比如同一肿瘤内的不同组织学类型、同一组织学类型的不同分级、同一分级下的不同分子分型,以及肿瘤细胞在复发或转移过程中出现的异质性的演进、被药物的筛选等,这些情况也都会导致原发灶和转移灶的分子分型不同甚至不同时期检测出现不同的结果。因此在遇到治疗疗效不佳、出现转移灶和复发病灶时,最好能行再次检测。

核医学科:该患者 PET-CT 显像示双侧锁骨上、右侧腋窝淋巴结肿大,代谢增高,最大 SUV 分别为 9.8 和 17.4。胰腺体尾部代谢增高,呈软组织肿块影,最大 SUV 为 14.9。腹盆腔内多发软组织肿块,代谢增高,最大 SUV 为 17.0。肝脏左叶代谢增高,最大 SUV 为 4.0。胸骨、第 5 胸椎、第 3 腰椎代谢增高影,部分骨质破坏,最大 SUV 为 7.5。剑突下方及左侧腹壁软组织代谢增高,最大 SUV 为 5.4。结合临床,PET-CT 诊断意见:左侧乳腺癌术后,双侧锁骨上、右侧腋窝、腹腔内多发、胰腺、肝脏、剑突下方及左侧腹壁和骨骼多发转移。

放疗科:该患者为晚期转移性乳腺癌,全身多发转移病灶,故应以全身治疗为主,目前尚无随机对照研究结果可证明局部放疗能提高晚期转移性乳腺癌患者的生存期。目前无局部放疗指征,如后续出现骨转移引起的疼痛或者存在较大的病理性骨折风险等情况,可选择性给予局部放疗,缓解骨疼痛、减少病理性骨折的风险。

病例讨论

乳腺癌是一种高度异质性的疾病,ER、PR 和 HER-2 表达是判断乳腺癌分子分型的重要指标。大量研究证明：乳腺癌复发转移后分子标志物存在异质性。转移灶 ER、PR 和 HER-2 变化导致 14% 患者的临床治疗决策改变。因此，根据 ESMO 指南，在乳腺癌术后出现复发转移病灶时，建议行转移病灶再活检，确定病理诊断及 ER、PR 和 HER-2 的变化。ASCO 指南建议按照转移灶的生物学标志物制定晚期乳腺癌治疗策略。本例患者在内分泌治疗耐药后，对转移病灶重新再活检，明确乳腺癌 ER、PR 和 HER-2 受体的转换，转移灶的肿瘤分子标志物的变化使患者获得了抗 HER-2 靶向治疗机会，尽管这种标志物的大转换在临床上并不常见，但对于患者个体来说，复发转移灶再活检将成为改变其预后的转折点。

曲妥珠单抗的问世改变了 HER-2 阳性晚期乳腺癌的自然病程。曲妥珠单抗联合多西他赛一线化疗使患者中位生存时间达到 31.2 个月，而曲妥珠单抗和帕妥珠单抗双靶向联合化疗一线治疗中位生存时间达到 56 个月。因为有了抗 HER-2 靶向药物，HER-2 阳性晚期乳腺癌的预后大为改观。由于帕妥珠单抗在中国无法获得，曲妥珠单抗联合化疗仍然是 HER-2 阳性晚期乳腺癌的标准治疗。本例患者在被明确 HER-2 阳性转化之后，立即被给予了曲妥珠单抗联合化疗，治疗 4 周期后疾病获得了完全缓解。患者由于经济原因中断曲妥珠单抗近 1 年时间后出现疾病进展，再次给予曲妥珠单抗治疗仍然取得了部分缓解，并且在维持治疗中获益，达到了较长的疾病控制时间。

HER-2 阳性晚期乳腺癌在曲妥珠单抗耐药后建议持续抗 HER-2 靶向治疗。其中既包括 Hermine 研究和 GBG26/BIG03-05 研究中采用的更换化疗方案继续联合曲妥珠单抗的治疗模式，也包括了拉帕替尼联合卡培他滨的更改靶向药物的治疗模式（较单纯化疗可以延长 1 倍的 TTP：8.4 个月 *vs.* 4 个月）。而新一代的抗 HER-2 药物 TDM-1 较拉帕替尼联合卡培他滨在无进展生存方面又进一步延长

（9.6 个月 *vs.* 6.4 个月）。本例患者曲妥珠单抗二线治疗疾病进展后，改用拉帕替尼联合卡培他滨治疗，病情再次得到控制。2018 年 7 月随访患者病情稳定，除骨转移外无其他部位转移，患者复发后在抗HER-2 治疗中获益已经长达 6 年。

病例点评

晚期乳腺癌原发灶和转移灶存在时空异质性，在复发转移过程中，肿瘤的生物学行为会发生变化。ER 和（或）HER-2 的"获得"使患者重新获得靶向治疗的机会，患者的结局也由此发生戏剧性变化。因此，在临床实践中，必须对复发转移病灶再活检以确定是否发生分子分型的变化，只有按照转移灶的分子分型制定治疗策略，才能把握肿瘤"变化"的"脉搏"，给予患者相对精准的治疗。

参考文献

1. Simmons C，Miller N，Geddie W，et al. Does confirmatory tumor biopsy alter the management of breast cancer patients with distant metastases? Ann Oncol，2009，20（9）：1499-1504.

2. Foukakis T，Astrom G，Lindstrom L，et al.When to ordera biopsy to characterise a metastatic relapse in breastcancer.Ann Oncol，2012，23（Suppl 10）：x349-x353.

3. Aurilio G，Disalvatore D，Pruneri G，et al.A meta-analysis of oestrogen receptor，progesterone receptor and human epidermal growth factor receptor 2 discordance between primarybreast cancer and metastases. Eur J Cancer，2014，50（2）：277-289.

4. Giordano SH，Temin S，Kirshner JJ，et al.Systemic therapy for patients with advanced human epidermal growth factor receptor 2-positive breast cancer：American Society of Clinical Oncology clinical practice guideline.J Clin Oncol，2014，32（19）：2078-2099.

5. Van Poznak C，Somerfield MR，Bast RC，et al.Use of biomarkers to guide decisions on systemic therapy for women with metastatic breast cancer：American Society of Clinical Oncology clinical practice guideline.J Clin Oncol，2015，33（24）：2695-2704.

（郑春雷　滕月娥）

013 双侧乳腺癌伴肺原发肿瘤

病历摘要

【基本信息】

患者女，64 岁，ECOG 评分：1 分。

主诉：右乳腺癌术后 10 年余，左乳腺癌术后 1 年余，左肺占位 5 个月余。

目前诊断：双侧乳腺癌（Ⅳ期，肺转移）。

既往史：2 型糖尿病病史 10 年。

家族史：父故于肝癌，母故于胃癌。

【疾病特点】

原发异时性双侧乳腺癌术后出现肺内占位，肺内病灶再活检，确定为原发 EGFR 突变型肺腺鳞癌，TKI 治疗疗效佳。

【病史汇报】

2005 年 3 月 17 日患者于我院行右乳腺癌改良根治术，术后病理：右乳腺浸润性导管癌，肿物 3.0cm，右腋窝淋巴结无转移（0/27 枚），癌结节 1 枚。免疫组化：ER（−），PR（−），HER-2（3+）。术后分期：pT2N1M0，ⅡB 期。2005 年 4 月 21 日至 11 月 21 日行 CEF×4−T×4 辅助化疗。2005 年 7 月至 8 月行右锁骨区及右侧胸壁放疗。2014 年 5 月 14 日发现左乳肿物，乳腺彩超提示左乳腺实质占位性病变约 3.6cm（BI-RADS5 类），左腋窝淋巴结多发肿大（BI-RADS5 类），左锁骨下窝淋巴结回声约 0.6cm（BI-RADS4 级）。

笔记

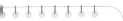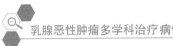

左乳腺肿物穿刺病理：浸润性导管癌，Ⅱ级，ER（3+），PR（2+），HER-2（2+），Ki-67（20%-50%+），HER-2 FISH：扩增，HER-2/CEP17：8.2；HER-2 单基因拷贝数：16.4。左锁骨下淋巴结穿刺病理：查到恶性肿瘤细胞。诊断为双侧乳腺癌：右乳 pT2N1M0，ⅡB 期；左乳 cT2N3M0，ⅢC 期，DFS：110 个月。患者于 2014 年 5 月 29 日始行 TCH（多西他赛联合卡铂加曲妥珠单抗）方案化疗 6 周期，评效为部分缓解（PR）。2014 年 11 月 12 日于我院行左乳腺改良根治术，术后病理：左乳腺浸润性导管癌，Ⅱ级，肿物 2.0cm，左腋窝淋巴结无转移（0/15 枚），ER（90%+），PR（75%+），HER-2（3+），Ki-67（25%+）。2014 年 12 月至 2015 年 1 月行左胸壁及左锁骨区放疗 30 次。2014 年 12 月至 2015 年 5 月行曲妥珠单抗联合来曲唑治疗，应用曲妥珠单抗满 1 年后行来曲唑口服内分泌治疗。2015 年 7 月 30 日行肺 CT 检查示：左肺下叶小结节，转移瘤可能性大，诊断为双乳腺癌（Ⅳ期，肺转移），DFS：8 个月。2015 年 8 月 4 日始行拉帕替尼联合卡培他滨治疗 4 周期，评效为疾病稳定（SD）。因化疗导致的 3 度乏力，2 度恶心等不良反应，患者停药。对于肺部孤立病灶，全身治疗疗效不佳，如何确定下一步治疗方案？2016 年 1 月 12 日提交乳腺癌多学科 MDT 会诊。

【MDT 综合会诊意见】

HER-2 阳性局部晚期乳腺癌曲妥珠单抗联合化疗的新辅助治疗有效，但曲妥珠单抗仅停药 2 个月疾病进展，肺部出现孤立转移病灶，对于曲妥珠单抗耐药的患者，通常换用拉帕替尼联合卡培他滨疗效较好，而该患者并未取得满意疗效。目前患者肺部病灶的性质待定，建议进行手术切除治疗，除外肺原发肿瘤。根据术后病理给予精准治疗。

【后续治疗及随访】

2016年1月至3月患者于外院行肺部病灶局部射频治疗，效果不佳。2016年3月2日于我院行 PET-CT 提示肺内单发病灶，2016年3月18日于我院胸外科行胸腔镜下左肺下叶切除、纵隔淋巴结廓清术，术中见肿物位于左肺下叶背段与基底段交界处，大小约1.5cm。术后病理：左肺下叶腺鳞癌（中分化腺癌约占60%，中分化鳞癌约占40%），未见确切胸膜侵犯，淋巴结0/18枚。免疫组化：ER（5%+），PR（−），HER-2（−），Ki-67（15%+），Mammaglobin（−），GATA3（−），TTF-1（+）（图21），术后分期：pT1aN0M0，ⅠA期。术后恢复良好，继续口服来曲唑内分泌治疗。2016年3月31日完善 *EGFR* 基因检测示19外显子突变。2016年8月入我科复查提示纵隔淋巴结多发增大，转移可能性大。2016年8月26日始一线口服吉非替尼靶向治疗，2个月评效部分缓解（PR），4个月后评效为完全缓解（CR），2018年8月随访维持 CR（图22）。

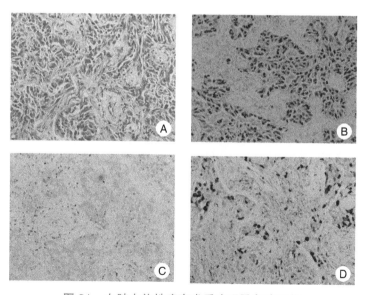

图21　左肺占位性病变术后病理及免疫组化

注：A：HE；B：TTF-1（+）；C：GATA3（−）；D：Ki-67（15%+）；A-D：×200

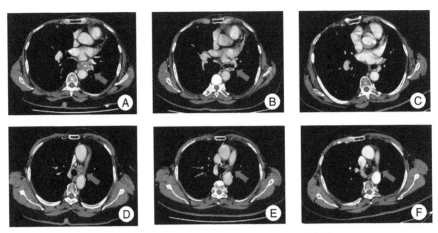

图 22 一线吉非替尼治疗疗效获得完全缓解

注：A、D：吉非替尼治疗前；B、E：吉非替尼治疗 2 个月后；C、F：吉非
替尼治疗 4 个月后

多学科讨论

肿瘤内科：患者为 HER-2 阳性双侧乳腺癌。患者曾于 2005 年
3 月行右侧乳腺癌改良根治术，术后诊断为 HER-2 阳性乳腺癌，术
后辅助化疗未用曲妥珠单抗治疗。术后 9 年患者左侧乳腺再发乳腺
癌，病理证实为 HR 阳性 HER-2 阳性乳腺癌，因分期晚应用曲妥珠
单抗联合化疗新辅助化疗后行乳腺癌改良根治术，术后 8 个月患者
肺内出现结节，因考虑曲妥珠单抗耐药改为拉帕替尼联合卡培他滨
治疗，但疗效不佳。目前患者孤立肺结节，病灶较小，暂不适合穿
刺活检，为明确病变病理诊断建议手术治疗。

病理科：原发性双侧乳腺癌有同时性和异时性，病因尚不清楚，
但与遗传及基因突变等因素有关。临床上，双侧原发性乳腺癌与转
移性对侧乳腺癌很难鉴别，双侧原发性乳腺癌的诊断依据为：①两
侧乳腺组织中分别找到原位癌成分。②两侧乳腺癌病理类型不同。
③两侧乳腺癌病理类型相同，但先发侧无局部复发、无淋巴结转移

和远处转移。④生长部位：原发灶多位于外上象限，转移性对侧乳腺癌一般位于内侧象限或近胸正中线的脂肪组织内。该患者2005年右乳首发乳腺癌时病理类型为HER-2阳性型，2014年左乳再次发生乳腺癌时分子分型发生变化为HR阳性HER-2阳性，且可找到导管原位癌病灶，故比较支持双侧异时性原发癌。如今肺部又出现单发可疑病灶，从患者家族史来看，父母均因不同器官癌症去世，患者患癌概率明显增高可能与遗传和基因突变相关，不能除外肺部原发的可能，故建议穿刺活检或手术治疗明确病理诊断。

影像科：左肺下叶可见结节，直径约1.4cm，分叶状，边缘可见细毛刺，内可见多发空泡征，周围小血管呈聚集趋势；病变测量平扫CT值约28HU，增强扫描明显强化，CT值约79HU。目前肺内单发病灶，原发和转移鉴别较难。从病灶展示的诸多征象来看，特别是空泡征的出现对于肺原发腺癌具有更好的提示作用，这一征象在转移病变并不常见。综上所述，可考虑本例患者肺内单发结节更符合原发肺腺癌。

胸外科：根据患者影像观察，左肺下叶病变有毛刺、不规则、逐渐增大的形态，与转移癌影像明显不同，高度考虑原发性肺癌，腺癌可能性大。结合患者身体条件、影像学检查，建议胸腔镜下手术治疗。手术指征：针对乳腺癌化疗效果欠佳，病灶逐渐增大及患者对化疗的反应大、不耐受，需明确左肺下叶病变性质。如乳腺转移癌，手术有减瘤及明确诊断作用，术中加行淋巴结采样。如为肺原发肿瘤，则可以行根治手术，左肺下叶切除，淋巴结廓清术。

放疗科：患者于2005年及2014年先后行右乳和左乳腺癌改良根治术，两次病理回报均为HER-2阳性乳腺癌，诊断左乳腺癌后曾应用曲妥珠单抗联合化疗新辅助化疗，术后行局部放疗，术后8个月患者出现肺内孤立结节，更换为靶向治疗联合卡培他滨化疗，评

笔记

效 SD。目前肺内病灶来源不明确，暂时无法判断原发或是继发。因此，如患者情况允许，建议行手术治疗，切除肺内病灶同时可以明确病变来源，获得病理，以利于有效的后续全身治疗方案的制定。如果患者存在手术禁忌证，则可以考虑肺内病变 SBRT 治疗。

病例讨论

多原发癌是指同一患者同时或先后发生两种或两种以上的不同性质的恶性肿瘤，又称多重癌。也有学者将两个以上器官发生的原发癌称为重复癌。多原发癌在临床上较为少见。据文献报道，国外多原发癌的发病率为 0.73%~11.7%，国内报道较低为 0.35%~0.77%。两项欧洲研究报告首诊恶性肿瘤患者在诊断后 5 年内发生原发性第二次癌症的总体发生频率为 5%~7%。Corso G 等回顾性收集了 21 527 例原发性乳腺癌患者的数据，显示 4.1% 的女性患上了第二种非乳腺癌，其中消化道恶性肿瘤最为常见（27.8%），同时观察到乳腺癌诊断后发生卵巢癌、甲状腺癌的风险更高。因为第二原发性肿瘤难以与乳腺肿瘤复发和（或）转移性疾病区分开，因此，临床医生在诊断、治疗及随访同一器官恶性肿瘤时，应高度警惕其他器官、同一器官不同部位或其他系统第二原发恶性肿瘤的存在。本病例特点是异时性双侧乳腺癌再发 EGFR 基因突变型肺腺鳞癌，发生概率极低，面对病理活检的风险和不适，往往很难作出优先选择。本病例患者有双侧原发性乳腺癌病史，并伴有 HER-2 过表达，复发风险较大，增加了转移可能判断的权重，且在新生病灶较小难以取得病理的情况下，优先考虑按照转移方案治疗。本病例应用转移性乳腺癌治疗方案效果欠佳时，经我院 MDT 会诊建议对肺内孤立病灶根治性手术切除，取得术后病理，明确肺腺鳞癌及 EGFR 的突变状态。

虽然患者肺癌术后复发，但根据 *EGFR* 突变阳性结果选择 TKI 类药物一线治疗取得了长期疗效。另外，对于手术治疗，MDT 团队也考虑到乳腺癌肺部寡转移的可能，对于乳腺癌寡转移的局部治疗能否同样改善生存缺乏循证医学证据。目前普遍认同在没有其他隐匿性转移存在的前提下，通过积极的手术、放疗、射频消融等局部治疗手段消除寡转移病灶，可使部分晚期乳腺癌患者长期生存。多项回顾性分析表明，系统治疗联合局部治疗可使乳腺癌寡转移患者的 5 年生存率达到 37%~79%，10 年生存率最高可达 60%。有回顾性研究提示乳腺癌寡转移灶切除可使 30% 左右的患者达到治愈。

由于多原发肿瘤罕见，不太可能开展前瞻性的临床试验。如果第一肿瘤得到有效控制，一般采取针对新发肿瘤所推荐的诊疗方案治疗，或者根据肿瘤的分期、恶性程度及对生存、生活质量的影响等多因素综合考虑采取兼顾的抗肿瘤方案，对 MDT 团队综合素质有较高的要求。

📋 病例点评

异时性双侧原发乳腺癌二次手术后短期出现肺内结节，按照常规临床思维首先考虑转移可能性大，当按照转移治疗疗效不好时，必须进行病理检查除外第二原发肿瘤。无论孤立肺转移还是肺原发肿瘤，通过手术治疗都有治愈的可能。该患者为 *EGFR* 基因突变性肺癌，复发后应用 TKI 靶向药物治疗，患者疾病完全缓解，再次证明精准治疗给患者带来获益。

参考文献

1. Corso G，Veronesi P，Santomauro GI，et al.Multiple primary non-breast tumors in breast cancer survivors.J Cancer Res Clin Oncol，2018，144（5）：979-986.

2. Pagani O，Senkus E，Wood W，et al.International guidelines for management of metastatic breast cancer：can metastatic breast cancer be cured.J Natl Cancer Inst，2010，102（7）：456-463.

3. Barral M，Auperin A，Hakime A，et al.Percutaneous thermal ablation of breast cancer metastases in oligometastatic patients.Cardiovasc Intervent Radiol，2016，39（6）：885-893.

4. Di LS，Pagani O.Oligometastatic breast cancer：a shift from palliative to potentially curative treatment.Breast Care （Basel），2014，9（1）：7-14.

（滕　赞　郭天舒）

014 乳腺癌肺转移

病历摘要

【基本信息】

患者女，52 岁，未绝经，ECOG 评分：1 分。

主诉：右乳腺癌术后近 3 年，肺转移 2 年余。

临床诊断：右乳腺癌术后复发（Ⅳ期，肺转移）。

既往史：2 型糖尿病病史 2 年，血糖控制理想。

家族史：否认肿瘤家族史。

【疾病特点】

乳腺癌术后病理提示为三阴性乳腺癌，复发转移后多线化疗效果不理想；对复发病灶穿刺活检，提示为激素受体阳性乳腺癌，内分泌治疗获益明显。

【病史汇报】

患者 2008 年 8 月因右乳血性溢液行右乳腺癌改良根治术，术后病理：导管原位癌伴局部浸润，淋巴结转移（0/1 枚），ER（−），PR（−），HER-2（−）。术后行 CE 方案化疗 2 周期，2009 年 2 月复查肺部 CT 发现肺部转移，DFS：6 个月。2009 年 2 月至 2011 年 5 月先后接受五线化疗，分别是双环铂单药（外院治疗）、多西他赛联合卡培他滨、多西他赛联合顺铂、长春瑞滨联合重组人血管内皮抑制素、脂质体阿霉素单药，五线化疗最好疗效均为疾病稳定（SD），停药后短期均出现疾病进展。患者多线化疗疗效不佳，

2011年7月20日提请乳腺癌多学科团队会诊,确定下一步治疗方案。

【MDT综合会诊意见】

该患者术后短期出现多发肺转移,追问病史术前未做肺部检查,不除外术前即存在肺内转移。患者诊断为三阴性乳腺癌,多线化疗疗效不佳,建议对肺内病灶病理活检,明确病理诊断及分子分型,根据穿刺病理结果选择更加有效的治疗手段。

【后续治疗及随访】

患者行肺内病灶穿刺取活检,病理结果:符合乳腺癌肺转移。ER(>75%+),PR(-),HER-2(1+),HER-2 FISH:无扩增(图23)。2011年8月给予戈舍瑞林联合他莫昔芬,最佳疗效疾病稳定(SD)。2012年1月左肺下叶病灶增大,评效疾病进展(PD)(TTP:5个月)。改行戈舍瑞林联合氟维司群250mg(2012年氟维司群推荐剂量为250mg),最好疗效PR(图24)。2013年7月左肺门出现新发病灶,判定PD,TTP:18个月。改戈舍瑞林联合氟维司群500mg,用药后维持稳定,2014年9月肺内病灶PD,TTP:9个月。

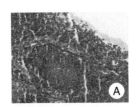
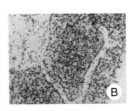
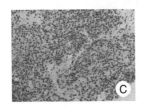
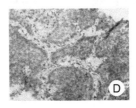
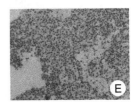

图23 肺穿刺病理及免疫组化

注:A:HE;B:ER(+);C:PR(-);D:HER-2(1+);E:TTF-1(-);
A~E:×200

改行戈舍瑞林联合依西美坦加依维莫司（10mg），最佳疗效缩小SD，但出现 1 度口腔炎、3 度血糖升高、1 度消瘦。2015 年 9 月出现肝脏新发病灶，提示 PD，TTP：12 个月。后续给予单药伊立替康联合贝伐单抗毒性无法耐受，又给予氟维司群联合 CDK4/6 抑制剂疗效不佳，2017 年 9 月 17 日因疾病进展死亡。复发后 OS：103 个月。

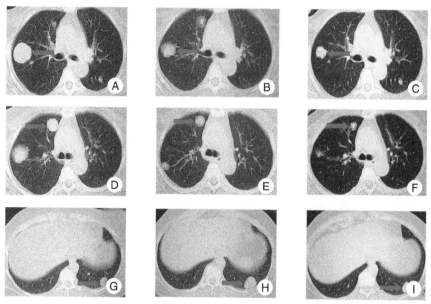

图 24　二线戈舍瑞林 + 氟维司群内分泌治疗疗效获得部分缓解

注：A、D、G：戈舍瑞林 + 氟维司群内分泌治疗前；B、E、H：戈舍瑞林 + 氟维司群内分泌治疗 6 个月后；C、F、I：戈舍瑞林 + 氟维司群内分泌治疗 15 个月后

多学科讨论

病理科：患者术后 6 个月肺 CT 检查发现多发占位性病变，曾接受多线化疗尽管疗效不佳，但进展缓慢，临床上不符合三阴性乳腺癌生物学特征，建议对肺内病灶穿刺活检以明确病理诊断及 ER、PR 及 HER-2 状态。该患者术后病理为导管原位癌伴局部浸润，分子分型为三阴性，而术后病理报告单未能明确标注该 ER、PR 及

HER-2 的结果是原位癌的免疫组化还是浸润癌的免疫组化，建议对原发灶免疫组化病理进行复核。

介入科：该患者术后 6 个月常规复查肺 CT 提示肺内多发转移，由于患者术前未进行肺部检查，故无法判定患者为首诊Ⅳ期患者还是术后快速进展患者。目前患者肺 CT 示多处转移，肿块为实性病变，与重要脏器及血管有一定距离，可以行肺内穿刺取病理诊断。

肿瘤内科：患者在术后 6 个月肺 CT 发现肺内多发转移，多线化疗不敏感，肿瘤进展相对缓慢，无明显症状，考虑为初诊Ⅳ期乳腺癌的可能性大。同意对肺内病灶再次穿刺活检，明确病理诊断及分子分型，治疗上以全身治疗为主。

病例讨论

目前已经有相对充分的研究探讨了原发灶与转移灶之间分子标志物的差异。有研究显示：原发灶与转移灶 HER-2 的不一致率为 11.5%，HER-2 阴性转阳性比阳性转阴性的机会大。原发灶与转移灶 ER 的不一致率为 30% 左右。大概每 7 例进行转移病灶取病理的患者中就会有 1 例患者会因此更改治疗方案。各大指南均建议尽量对复发转移病灶进行再次取病理，以提供正确的治疗方案。而且在晚期乳腺癌治疗过程中也应该及时行穿刺活检。

该患者术后短期内发现肺内转移，总的来看属于化疗效果不理想且进展缓慢的乳腺癌，符合 Luminal 型乳腺癌特征。患者在化疗多次失败后对肺病灶再活检证实了患者为 HR 阳性晚期乳腺癌。对于此类患者的 HR 由阴性转为阳性的原因分析，不仅要考虑肿瘤生物学行为的变化，也应该考虑是否对患者原发灶病理如 ER、PR 评估不足。该患者术后病理为导管原位癌伴局部浸润，虽然病理报告提示 ER、PR、HER-2 均为阴性，但未能标明是否为浸润部分的免疫组化结果。我们已知，造成复发转移的应该是浸润癌部分，而不是原位癌部分，因此，辅助治疗以及晚期的治疗应该根据浸润癌部分的免疫组化结果进行。因此，对于复发转移性乳腺癌不仅需要对转移灶重新穿刺取病理，部分患者还需要对原发灶进行病理复核。

对于 HR 阳性的晚期乳腺癌，各大指南均推荐首选内分泌治疗。即使存在内脏转移，只要不存在内脏危象，均建议给予内分泌治疗。NCCN 指南更是明确指出，对于 HR 阳性患者，连续三线内分泌治疗失败才考虑化疗。荷兰的真实世界数据再一次证实了一线选择内分泌治疗的价值：激素受体阳性晚期乳腺癌一线内分泌治疗 PFS/OS 获益均显著优于化疗。本例患者发现肺转移后进行了五线化疗，获益 27 个月，重新取病理明确为 HR 阳性患者后，进行内分泌治疗获益 49 个月，明显长于化疗获益，且内分泌治疗过程中生活质量较好。该病例的经验提示：晚期乳腺癌在治疗前及治疗过程中应该尽早对转移灶再活检，HR 阳性晚期乳腺癌内分泌治疗获益要远大于化疗的获益。尽早应用内分泌治疗不仅给患者带来更长的生存时间，也将带来更好的生活质量。

📋 病例点评

对于原位癌伴局部浸润的患者，免疫组化应该精细分类，应该按照浸润癌的分子分型选择治疗方案。对于 ER/PR 阴性而生物行为倾向于 Luminal 型的晚期乳腺癌患者，应该尽早对转移病灶再次穿刺活检，按照转移灶的分子分型行精准治疗。

参考文献

1. Eitan A，Naomi M，William G，et al.Prospective study evaluating the impact of tissue confirmation of metastatic disease in patients with breast cancer.J Clin Oncol，2012，30（6）：587-592.

2. Amir E，Clemons M，Purdie CA，et al.Tissue confirmation of disease recurrence in breast cancer patients：pooled analysis of multi-centre，multi-disciplinary prospective studies.Cancer Treat Rev，2012，38（6）：708-714.

3. Falck AK，Bendahl PO，Chebil G，et al.Biomarker expression and St Gallen molecular subtype classification in primary tumours，synchronous lymph node metastases and asynchronous relapses in primary breast cancer patients with 10 years' follow-up.Breast Cancer Res Treat，2013，140（1）：93-104.

4. Lobbezoo DJ，van Kampen RJ，Voogd AC，et al.In real life，one-quarter of patients with hormone receptor-positive metastatic breast cancer receive chemotherapy as initial palliative therapy：a study of the Southeast Netherlands Breast Cancer Consortium.Ann Oncol，2016，27（2）：256-262.

（石　晶　李傲迪）

015 乳腺癌骨转移

病历摘要

【基本信息】

患者女，54岁，已绝经，ECOG评分：1分。

主诉：右乳腺癌术后8年余，骨转移2个月。

目前诊断：右乳腺癌（Ⅳ期，骨转移）。

既往史：体健。

家族史：否认肿瘤家族史。

【疾病特点】

三阴性乳腺癌骨转移，病灶再活检，证实为HR阳性HER-2阴性乳腺癌，一线内分泌治疗获益显著。

【病史汇报】

2009年4月30日患者于我院行行乳腺癌改良根治术，术后病理：右乳腺浸润性导管癌，Ⅱ级，肿物：3.0cm，淋巴结转移（11/15枚），癌结节2枚。免疫组化：ER（－），PR（少数几个细胞＋），HER-2（－）。术后分期：pT2N3M0，ⅢC期。术后CEF×4-T×3辅助化疗及右胸壁、右腋窝辅助放疗，因肝功能损伤未行第8周期化疗。2017年1月患者自觉腰痛，未治疗。2017年6月9日行骨扫描示：全身骨骼多发骨代谢增高，恶性病变骨转移可能性大。全腹CT：多发骨质改变。2017年7月14日行腰椎增强MRI示：L4椎体弥漫性占位病变，T12、L1~L5及骶椎内多发小结节，考虑多发转移瘤可能性大。行髋关节增强 MRI 示：骨盆多发强化结节，多发骨转移瘤可能性大。DFS：97 个月。患者乳腺癌术后免疫组化提示三阴性乳腺癌，现出现多发椎体转移，为明确下一步治疗方案，2017 年 8 月 9 日提交乳腺癌多学科 MDT 会诊。

【MDT 综合会诊意见】

患者诊断为三阴性乳腺癌，术后 8 年出现多发骨转移，此种延迟复发的临床特征与三阴性乳腺癌生物学行为不一致，符合 Luminal 型乳腺癌临床特征。建议对复发转移病灶再活检，以明确病理诊断及分子分型，同时也建议复核乳腺原发病灶的免疫组化，确定该患者是否为激素受体阳性乳腺癌。目前患者多发骨转移，无脊髓压迫风险，不建议局部放疗。治疗上，应该以全身治疗为主，建议给予双膦酸盐防止骨相关不良事件，首选芳香化酶抑制剂内分泌治疗。

【后续治疗及随访】

2017 年 8 月 11 行腰椎穿刺活检，病理结果：符合乳腺癌转移，ER（局灶约 70%+），PR（> 90%+），HER-2（2+），FISH 无扩增，Ki-67（约 10%~15%+），GATA3（+）（图 25）。同时复核术后原发灶病理：ER（约 80%+），PR（约 10%+），HER-2（-），Ki-67（约 5%+）。考虑患者符合"一项在激素受体阳性、HER-2 阴性的局部复发或转移性乳腺癌绝经后女性中开展的比较 NSAI（阿那曲唑或来曲唑）联用 CDK4 和 CDK6 抑制剂 Abemaciclib 或安慰剂的随机化、双盲、安慰剂对照的 3 期研究"的入选标准，于 2017 年 9 月 15 始予 Abemaciclib/ 安慰剂 150mg 每日 2 次、来曲唑 2.5mg 每日 1 次口服方案治疗，同时予唑来膦酸治疗。目前用药 11 个月，最佳疗效部分缓解（PR），溶骨性病变消失，出现成骨性改变（图 26），治疗

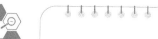

过程中出现 1 度腹泻，1 度骨髓抑制。2018 年 7 月复查骨病灶控制稳定，继续入组治疗中。

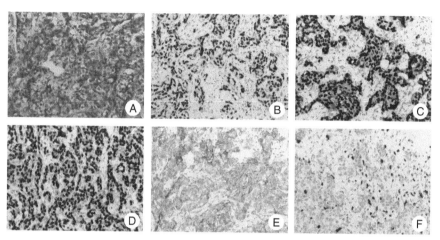

图 25　腰椎穿刺病理及免疫组化

注：A：HE；B：GATA3（＋）；C：ER（局灶约 70%+）；D：PR（＞90%+）；E：HER-2（2+）；F：Ki-67（约 10%~15%+）；A~F：×200

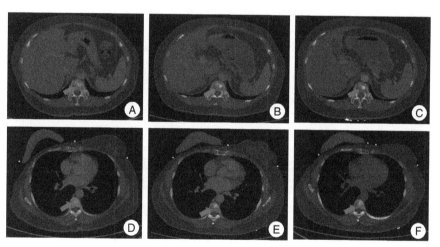

图 26　一线 Abemaciclib/ 安慰剂联合来曲唑内分泌治疗疗效为部分缓解

注：A、D：Abemaciclib/ 安慰剂联合来曲唑内分泌治疗前；B、E：Abemaciclib/ 安慰剂联合来曲唑内分泌治疗 6 个月后；C、F：Abemaciclib/ 安慰剂联合来曲唑内分泌治疗 10 个月后

多学科讨论

肿瘤内科：结合患者病程，考虑与三阴性乳腺癌生物学行为不符。目前患者存在广泛骨转移，NCCN 指南中针对 HR 阴性仅存在骨或软组织转移患者，可尝试内分泌治疗，且本例患者既往化疗后肝功能损害明显，不建议全身化疗，建议行椎体穿刺取病理并复核术后病理，待结果回报后决定下一步治疗。

放疗科：乳腺癌骨转移患者放射治疗的目标是预防或减轻因骨转移病灶带来的症状或功能障碍，改善患者的生活质量。如患者存在骨转移引起的疼痛、病理性骨折及脊髓受压的风险，可选择局部放疗。该患者目前无疼痛症状，且影像学未见明显脊髓受压改变，暂不考虑局部放疗，建议以全身治疗为主，推荐应用双膦酸盐预防骨相关不良事件的发生。

影像科：腰椎 MRI 平扫显示 L4 椎体弥漫性信号减低，增强扫描后椎体呈团片状明显异常强化；T12、L1~L5 及骶椎内均可见多发小结节状长 T1 信号灶，增强扫描可见上述小结节呈不规则异常强化。以上多发椎体信号改变，结合病史考虑为多发转移瘤。另外，L5~S1 椎间盘纤维环轻度膨出，但未见确切脊髓压迫。

病理科：该患者 2009 年术后病理免疫组化结果显示为三阴性乳腺癌，但生物学行为与分子分型较为不符。考虑到目前疾病进展，又出现新病灶，根据 ASCO/CAP 指南建议，对复发病灶或新病灶都进行重新检测 HER-2 和激素受体。因此建议进行转移灶穿刺取病理明确诊断及分子分型。对于原发病灶，由于初始发病时间较早，当时的激素受体检测指南阳性标准已经改变，由 10% 降到 1%，且染色结果也会受到外环境（比如抗体批号、不同的抗原修复液及抗原修复时间等）影响，考虑到当时的质控没有现在严格、标准，因此也非常有必要对原发灶的免疫组化结果再次复核，并按照现在的阳性标准评估并指导治疗。

📋 病例讨论

该患者 2009 年术后病理诊断为三阴性乳腺癌，但术后 8 年才发生复发转移，这一生物学行为与三阴性乳腺癌分子分型明显不符。根据 NCCN 等国内外指南和共识建议，对复发病灶或新病灶都需要再次活检并重新检测 HER-2 和激素受体表达。原因是乳腺癌是具有异质性的肿瘤，肿瘤组织内常常分布不同生物学行为的肿瘤细胞，因此，前期的药物治疗使敏感的肿瘤细胞被消灭或者被抑制，而不敏感的肿瘤细胞则可能出现转移进展，因而转移灶与初始治疗时原发灶检测的生物学信息可能不一致。此外，免疫组化（IHC）HR 检测也存在一定的假阴性率。Viale 等报道的国际著名的 BIG1-98 研究中，将包括美国在内的几个国家检测的 100 多例 ER（-）/PR（+）乳腺癌亚组标本送中心实验室再检测，结果显示 ER 的假阴性率为 69%；而在 1200 例 ER（+）/PR（-）标本中，PR 的假阴性率为 44%。Allred 指出基于其 10 年的会诊统计，IHC 检测 ER 和 PR 的假阴性率一般达 30% 左右。因此，基于 ER 和（或）PR 结果可能存在假阴性，且原发灶与转移灶的 ER 和（或）PR 结果也可能不一致情况，对于 ER/PR 阴性 MBC，肿瘤进展缓慢、DFS 较长、单纯骨转移、单纯软组织转移、年长等人群，多数指南推荐行内分泌治疗。这类人群的转移病灶病理活检及原发病病理复核对治疗选择显得尤为重要。

HR 阳性 HER-2 阴性晚期乳腺癌多延迟复发，对于骨、软组织转移及无症状的内脏转移应该首选内分泌治疗。对于绝经后 HR 阳性 HER-2 阴性晚期乳腺癌，一线治疗推荐：CDK4/6 抑制剂联合芳香化酶抑制剂或单用氟维司群治疗。目前有三种 CDK4/6 抑制剂已被美国食品和药物管理局（FDA）批准：Palbociclib，Ribociclib 和 Abemaciclib。PALOMA-2 和 MONALEESA-2 研究结果都证明：与来曲唑单药相比，CDK4/6 抑制剂联合来曲唑一线治疗使 HR 阳性 HER-2 阴性绝经后晚期乳腺癌患者显著获益，PFS 已经由 14 个月延长至 24 个月。因此，芳香化酶抑制剂联合 CDK4/6 抑制剂已经成为 HR 阳性 HER-2 阴性绝经后晚期乳腺癌内分泌治疗的新标准。该患者入我科参加了 NSAI（阿那曲唑或来曲唑）联用 CDK4/6 抑制剂——Abemaciclib 或安慰剂一线治疗的临床研究，截至 2018 年 8 月患者内分泌治疗有效并维持了近 1 年尚未有进展表现，治疗过程中仅出现 1 度腹泻及 1 度骨髓抑制，充分显示内分泌治疗有效且耐受良好。

病例点评

　　HR 阳性乳腺癌常常延迟复发，并以骨转移为常见。当复发转移后肿瘤的临床特征与分子分型明显不符合时，必须推荐对复发转移灶再活检，按照转移灶的分子分型指导后续治疗。对于既往内分泌治疗敏感的绝经后 HR 阳性晚期乳腺癌，芳香化酶抑制剂联合 CDK4/6 抑制剂一线治疗给患者 PFS 带来的获益最大，目前已经成为绝经后 HR 阳性晚期乳腺癌的标准治疗。

参考文献

　　1. Viale G，Regan MM，Maiorano E，et al.Prognostic and predictive value of centrally reviewed expression of estrogen and progesterone receptors

in a randomized trial comparing letrozole and tamoxifen adjuvant therapy for postmenopausal early breast cancer：BIG 1-98.J Clin Oncol，2007，25（25）：3846-3852.

2. Allred DC.Commentary：hormone receptor testing in breast cancer：a distress signal from Canada.Oncologist，2008，13（11）：1134-1136.

3. Chen XL，Fan Y，Xu BH.Clinicopathological features and prognosis of HER2-negative luminal-type breast cancer patients with early and late recurrence.ZhonghuaZhong Liu ZaZhi，2016，38（6）：448-453.

4. 代文杰.中国晚期乳腺癌诊治专家共识2016版要点解读.临床外科杂志，2017，25（1）：24-26.

5. Finn RS，Crown JP，Lang I，et al.The cyclin-dependent kinase 4/6 inhibitor palbociclib in combination with letrozole versus letrozole alone as first-line treatment of oestrogenreceptor-positive，HER2-negative，advanced breast cancer （PALOMA-1/TRIO-18）：a randomisedphase 2 study.Lancet Oncol，2015，16（1）：25-35.

6. Sledge GW，Toi M，Neven P，et al.MONARCH 2：abemaciclib in combination with fulvestrant in women with HR+/HER2- advanced breast cancer who had progressed while receiving endocrine therapy.J Clin Oncol，2017，35（25）：2875-2884.

（滕　赞　郭天舒）

016 乳腺癌隆突淋巴结转移

📋 病历摘要

【基本信息】

患者女，51岁，已绝经，ECOG 评分：1分。

主诉：左乳腺癌术后12年余，纵隔淋巴结转移2周。

目前诊断：左乳腺癌（Ⅳ期，纵隔淋巴结转移）。

既往史：26岁患心肌炎。

家族史：姐姐乳腺癌（40岁发病）。

【疾病特点】

激素受体阳性乳腺癌延迟复发，转移病灶再活检，证实为激素受体阳性 HER-2 阴性乳腺癌，内分泌治疗效果明显。

【病史汇报】

2004年8月31日患者于外院行左乳腺癌改良根治术，术后病理：浸润性导管癌，肿物：2.7cm，淋巴结转移（1/11枚），ER（+），PR（+），HER-2（±）。术后分期：pT2N1M0，ⅡB期。术后 CAF（环磷酰胺＋阿霉素＋氟尿嘧啶）×5周期辅助化疗及左锁骨区、左胸壁放疗。2005年2月始口服他莫西芬内分泌治疗5年。2016年4月无明显诱因出现咳嗽，偶有白痰，于当地医院行肺 CT 示纵隔淋巴结略肿大，对症治疗后未见明显好转。2016年7月7日外院行 PET-CT 示右肺下叶病变，无明显代谢；隆突下淋巴结肿大，代谢增高。2016年7月29日于北京协和医院行支气管镜下 EBUS 纵隔淋巴结穿刺术，术后病理：符合乳腺癌转移，ER（+），GATA3（+），PR（+），

TTF-1（-）， HER-2（2+），FISH 检测因取材较少未做。诊断：左乳腺癌（Ⅳ期，纵隔淋巴结转移），DFS：144 个月。患者延迟复发，转移病灶孤立，为明确下一步治疗方案，2016 年 8 月 15 日提交乳腺癌多学科 MDT 会诊。

【MDT 综合会诊意见】

患者为 HR 阳性晚期乳腺癌术后延迟复发，目前存在孤立内脏转移，可以考虑局部治疗，但目前肿瘤已导致气管受压，存在明显呼吸道症状，建议首选全身化疗，症状控制后改为内分泌维持治疗。待全身疾病稳定后加用局部放疗。

【后续治疗及随访】

2016 年 8 月 18 日始于我科行 TX 方案化疗 6 周期，咳嗽症状缓解，评效为部分缓解（PR）（图 27）。化疗结束后改为来曲唑内

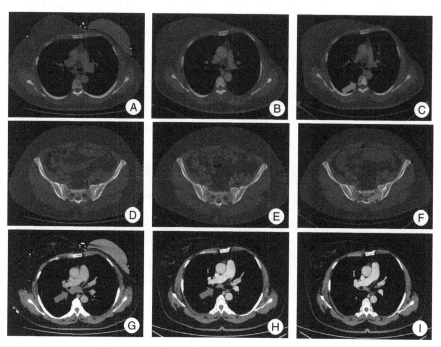

图 27　一线 TX 方案化疗疗效获得部分缓解

注：A、D、G：TX 方案化疗前；B、E、H：TX 方案化疗 6 周期后；C、F、I：来曲唑内分泌治疗 1 年后

分泌治疗，内分泌治疗 3 个月后复查肺腹 CT，隆突淋巴结病灶维持 PR，但出现多发成骨转移灶，追踪影像资料发现相应部位在治疗前就存在轻微的溶骨病灶，因此，临床判断内分泌治疗有效，继续来曲唑内分泌治疗，并加用唑来膦酸治疗，2018 年 7 月复查患者疾病仍维持 PR（图 27）。

多学科讨论

肿瘤内科：HR 阳性乳腺癌术后 12 年出现纵隔淋巴结转移，根据患者分子分型，考虑内分泌治疗获益较大。但目前患者咳嗽咳痰症状明显，建议先行全身化疗控制症状，后应用内分泌治疗维持。

放疗科：晚期转移性乳腺癌为不可治愈性疾病，寡转移的患者预后相对较好。该患者为 HR 阳性乳腺癌，术后 12 年出现纵隔淋巴结孤立转移，目前存在局部压迫症状，可以首选局部放疗控制疾病症状，或全身治疗有效后局部放疗。

影像科：肺 CT 平扫及增强显示纵隔内气管分叉下可见不规则软组织密度影，大小约 3.7cm×2.2cm，平扫 CT 值约 33HU，增强扫描可见轻度强化，CT 值约 47HU，延迟期 CT 值约 48HU；右支气管受压变窄。病变定位于中纵隔，定性为恶性可能性大。综合考虑中纵隔病变中最多见为淋巴来源，其他类型原发恶性病变相对少见，加上本例患者的原发病史，因此考虑淋巴结转移可能性大。

病理科：该患者 2004 年左乳腺癌伴淋巴结转移，HR 阳性型。2016 年纵隔淋巴结穿刺结果显示：转移性腺癌 HR（+），HER-2（2+），GATA3（+），且 TTF-1（-），ALK-D5F3（-）。这些免疫组化指标和病史显示转移癌来源于乳腺而非肺。乳腺癌转移主要通过淋巴道，晚期可以通过血道转移。淋巴道转移一般是首先到达距离肿瘤最近的一组淋巴结，然后依次向距离较远的淋巴结扩展，因此，乳腺癌最常见的是腋窝淋巴结转移。但是也有例外的情况，部分患者可循短路绕过途径中的淋巴结直接向较远的一组淋巴结转移，临床称为跳跃式转移。乳腺癌发生纵隔淋巴结转移比较少见，发生率在 10% 左右。本例患者从免疫组化结果来看，比较符合乳腺癌转移。由于转移灶 HER-2（2+）为不确定阳性，理论上应该做 FISH 进一步检测。虽然原发灶显示阴性，但考虑到肿瘤细胞异质性且出现疾病进展，不排除 HER-2 转阳的可能，故建议再次检测 HER-2 结果以指导治疗。

📋 病例讨论

本例患者为激素受体阳性乳腺癌，术后辅助化疗、放疗及内分泌治疗。停内分泌治疗 6 年后出现纵隔淋巴结肿大，虽然激素受体阳性乳腺癌具有延迟复发的特点，但较常见的转移部位见于骨、腋窝或锁骨上、下区淋巴结及内脏。原发肿瘤近纵隔区的乳腺癌易发生纵隔淋巴结转移，但多伴肺或胸膜转移。乳腺癌单纯纵隔淋巴结转移较少见，且考虑术后 10 余年出现病灶，故需警惕第二原发肿瘤（肺癌或纵隔恶性肿瘤）的可能。因此，乳腺癌转移后病灶穿刺再活检的意义尤为重要，目的在于明确病理诊断、来源及乳腺癌的分子分型，以精准指导后续治疗。

该患者病理结果证实为激素受体阳性乳腺癌的纵隔转移，符合 Luminal 型乳腺癌进展缓慢、延迟复发的特点。虽然美国 NCCN 乳腺癌临床指南、St.Gallen 乳腺癌专家共识及中国乳腺癌内分泌治疗专家共识均指出：激素受体阳性乳腺癌患者发生转移后，内分泌治疗是首选的一线治疗方案，但当疾病进展迅速或内脏转移广泛以及肿瘤引起明显症状，需要快速减轻肿瘤负荷、缓解症状时应给予化疗或其他治疗。由于患者转移时局部压迫症状明显，故首选化疗缓解症状，计划化疗后内分泌维持治疗。患者在内分泌治疗期间发现多发成

笔记

骨病变，追踪影像资料发现相应部位在治疗前就存在轻微的溶骨改变，按照乳腺癌 CSCO 指南，此种情况判断为内分泌治疗有效。患者继续内分泌治疗，疾病维持 PR，该病例的治疗过程再次印证了激素受体阳性乳腺癌疾病进展缓慢，内分泌治疗敏感的特点。

病例点评

　　激素受体阳性乳腺癌具有延迟复发的特点。患者术后延迟复发，且转移位置为纵隔淋巴结时，需警惕第二原发肿瘤的可能，建议对复发转移病灶再活检以明确病理诊断及分子分型，以精准指导后续治疗。对于有症状的内脏转移首选化疗缓解症状，后内分泌维持治疗是较好的治疗选择。在全身治疗过程中出现新发成骨病灶不能轻易判断为疾病进展，应重新评估基线影像资料，对于治疗有效的患者，应该继续维持原方案治疗。

参考文献

　　1. Gradishar WJ，Anderson BO，Balassanian R，et al.NCCN Guidelines Insights Breast Cancer，Version 1.2016.J Natl Compr Canc Netw，2015，13（12）：1475-1485.

　　2. Goldhirsch A，Winer E P，Coates A S，et al.Personalizing the treatment of women with early breast cancer：highlights of the St. Gallen International Expert Consensus on the Primary Therapy of Early Breast Cancer 2013.Ann Oncol，2013，24（9）：2206-2223.

　　3. 中国乳腺癌内分泌治疗专家共识专家组 . 中国乳腺癌内分泌治疗专家共识（2015 年版）. 中国癌症杂志，2015，25（9）：755-760.

（张凌云　郭天舒）

017　年轻乳腺癌肺转移

📋 病历摘要

【基本信息】

患者女，39 岁，未绝经，ECOG 评分：0 分。

主诉：右乳腺癌术后近 3 年，肺转移近 2 年。

目前诊断：右乳腺癌（Ⅳ期，肺转移）。

既往史：体健。

家族史：否认肿瘤家族史。

【疾病特点】

HR 阳性 HER-2 阴性晚期乳腺癌肺转移，化疗及内分泌治疗效果均不佳，转移灶病理活检转换为 HER-2 阳性乳腺癌，换用曲妥珠单抗联合化疗，肿瘤持续维持稳定。

【病史汇报】

患者 2014 年 8 月 15 日于当地医院行右乳腺癌改良根治术 + 乳房再造术，术后病理：（右乳肿物 1）浸润性导管癌Ⅱ～Ⅲ级，肿物 2.0cm。免疫组化：ER（95%+），PR（-），HER-2（1+），Ki-67（> 50%+）；（右乳肿物 2）导管内癌伴间质浸润，肿物 4.0cm，浸润癌范围不详。免疫组化：ER（30%+），PR（-），HER-2（1+），Ki-67（30%+）；淋巴结转移（1/16 枚）。术后分期：pT1N1M0，IIA 期。术后行 CE×4-T×4 方案辅助化疗 8 周期，化疗结束后行右胸壁及右锁骨区放疗 25 次。患者术后未行内分泌治疗，2015 年

6月复查肺 CT 见左肺上叶小结节，不除外转移，DFS：10 个月。2015 年 6 月 12 日始于当地医院行一线依西美坦 + 戈舍瑞林内分泌治疗。后定期复查肺 CT 示左肺上叶结节进行性增大，2015 年 11 月行 PET–CT 检查：左肺上叶软组织结节影，代谢增高，考虑恶性病变转移。患者疾病进展（PD），临床诊断：右乳腺癌（Ⅳ期，肺转移）。2015 年 11 月 26 日入我科行二线单药长春瑞滨化疗 4 周期，评效为 PD（右肺新发转移结节）。2016 年 3 月 10 日始行三线 GP 方案化疗 6 周期，评效为疾病稳定（缩小 SD）。2016 年 8 月始行氟维司群 + 戈舍瑞林三线内分泌维持治疗，评效仍为增大 SD。患者肺转移为寡转移，化疗及内分泌治疗效果不佳，2017 年 5 月 16 日提交乳腺癌多学科 MDT 会诊。

【MDT 综合会诊意见】

患者被诊断为 HR 阳性晚期乳腺癌，双肺结节考虑转移可能性大，但左肺上叶结节在治疗过程中出现分叶改变，影像上不除外原发。患者肺内病灶对化疗和内分泌治疗不敏感，进展缓慢，建议对左肺上叶结节穿刺活检，除外第二种原发肿瘤。尽管为肺部寡转移，但病变分布于双肺，应以全身治疗为主，不建议手术及局部放疗。

【后续治疗及随访】

MDT 会诊后，患者暂不同意肺部病灶穿刺活检，继续氟维司群 + 戈舍瑞林二线内分泌维持治疗。2017 年 10 月复查肺 CT 示 PD（左肺转移结节明显增大）。根据 MDT 会诊意见，建议患者行左肺病灶穿刺活检以辅助诊疗，患者及家属拒绝。患者于 2017 年 12 月 6 日行胸腔镜下左肺上叶部分切除 + 纵隔淋巴结采样术，术后病理：（左肺上叶）结合病史及免疫组化结果符合转移癌，乳腺来源可能性大，肿物 2cm，L5（2/2）淋巴结转移癌，L6（0/1）淋巴结组织。

免疫组化：ER（50%+），PR（－），HER-2（2+），Ki-67（30%+），TTF-1（－），GATA3（+），HER-2 FISH：扩增，HER-2/CEP17：4.6；HER-2 单基因拷贝数：9.2（图 28）。根据术后病理结果，患者于 2018 年 1 月 5 日始行四线曲妥珠单抗＋紫杉醇化疗 8 周期，评效为 SD（右肺转移结节无变化）（图 29）。2018 年 7 月 16 日影像复查

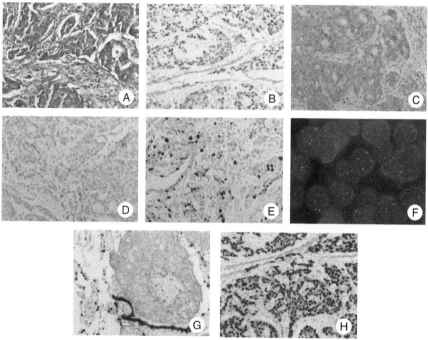

图 28　左肺上叶部分切除术后病理、免疫组化和 HER-2 基因 FISH 检测结果

注: A: HE; B: ER（50%+）; C: HER-2（2+）; D: PR（－）; E: Ki-67（30%+）; F: HER-2 FISH 扩增; G: TTF-1（－）; H: GATA3（+）; A~H: ×200

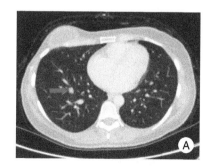
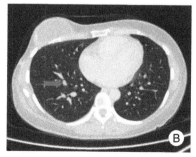

图 29　四线曲妥珠单抗＋紫杉醇化疗后评效为稳定

注：A: 曲妥珠单抗＋紫杉醇化疗前；B: 曲妥珠单抗＋紫杉醇化疗 6 周期后

疾病仍为稳定，改行四线曲妥珠单抗＋戈舍瑞林＋来曲唑内分泌维持治疗至今（尚未评效）。

多学科讨论

肿瘤内科：患者被诊断为激素受体阳性年轻乳腺癌，术后出现双肺结节，结合病史，考虑转移可能性大。但左肺上叶结节治疗过程中出现分叶改变，也不除外原发。患者在晚期治疗过程中肿瘤对化疗及内分泌治疗不敏感，多线治疗疗效不佳，疾病进展缓慢。按照乳腺癌 NCCN 治疗指南及晚期乳腺癌治疗共识，对于转移病灶建议至少做一次病理活检，以明确病理诊断及分子标志物的变化，建议患者行左肺上叶穿刺活检，根据病理诊断结果再决定下一步治疗。

病理科：该患者 2014 年乳腺癌两处原发灶均为 ER 阳性 PR 阴性 HER-2（1+），但肺转移内分泌治疗和化疗疗效均不佳且逐渐进展，且第 2 年双肺出现可疑结节。在这种情况下，对于肺病灶应该穿刺活检并再次检测激素受体和 HER-2 以明确诊断和进一步的治疗方案。有文献报道，5%~30% 的乳腺癌中，HER-2 基因扩增具有肿瘤内异质性，并且肿瘤进展过程中肿瘤细胞也可获得 HER-2 基因的扩增，这两种原因都会导致 HER-2 的表达由阴转阳，故再次检测非常有必要。同时，对于原发灶 HER-2 免疫组化为 1+，但内分泌和化疗疗效都不佳的情况下，可以考虑做 HER-2 基因 FISH 检测，以排除免疫组化假阴性或 HER-2 基因区域异质性的可能。

影像科：左肺上叶可见浅分叶状结节影，直径约 1.3cm，边界较清，平扫 CT 值约 21HU，增强后延迟期 CT 值约 65HU，右肺下叶可见类似强化小结节，直径约 0.9cm。较之前比：右肺下叶结节稳定，左肺上叶结节前后径略增大。结合病史及治疗后病变变化情况来看，肺内病变考虑为乳腺癌肺转移可能性大。

胸外科：患者PET-CT虽然提示双肺病变，但右肺下叶病变稳定，化疗期间变化不明显，左肺上叶病变逐渐增大，同时左肺上叶位于尖段，为胸腔镜手术切除病变的优势部位（周围型），可以行肺叶的部分切除。胸腔镜手术下可行纵隔淋巴结切除采样（肺叶部分切除及淋巴结采样，手术时间一般不到1小时）。手术治疗可以减轻肿瘤负荷，明确病理诊断，同时手术切除耐药的肿瘤组织将避免过度药物治疗，也为后续的抗肿瘤治疗提供益处。

放疗科：寡转移定义最初是指单个器官的孤立转移病灶，随后延伸为少数几个器官出现的3~5个转移病灶，主要强调转移肿瘤的负荷比较小。该患者肺内存在寡转移病灶，可以使用立体定向放射治疗予以局部病灶大剂量照射，杀死肿瘤细胞，达到与手术相似的疗效，同时具有正常组织损伤小，放疗次数少，患者愿意接受等优点。近年来发展起来的SBRT技术，在三维适形和调强放疗技术的基础上，结合放射物理及放射生物理论的最新进展，大分割、低分次精确放疗。对于不愿或不能手术的早期肿瘤或寡转移肿瘤成为首要选择，且表现出明显优势。通过图像引导技术可以提高SBRT治疗的精准度，达到靶向放疗，在予以肿瘤细胞最大剂量照射的同时保证正常组织的耐受性。

📋 病例讨论

乳腺癌复发转移后HR和HER-2状态可能发生改变，转移灶的分子分型决定治疗策略。多项回顾性分析显示，与未接受穿刺活检的患者相比，对转移病灶进行穿刺活检患者的生存期明显延长。因此，乳腺癌NCCN指南推荐对于复发转移灶应该进行至少1次乳腺癌生物学指标的再评估（如 HR、HER-2 和 Ki-67）。一项前瞻性研究显示，乳腺癌转移灶 ER、PR 及 HER-2 状态发生变化的比率分别为 16%、40% 和 10%，ER 及 PR 状态改变发生比率明显高于HER-2，其中最常见的变化是 PR 由阳变阴。在转移灶 HER-2 状态发生变化的患者中，HER-2 由阴变阳的比率为 8%，HER-2 由阳变阴的比率为 20%。在这项前瞻性研究中，根据 HR 及 HER-2 状态的改变，14% 的患者调整了治疗方案。本例患者乳腺原发病灶 HER-2免疫组化（1+）（阴性），但左肺上叶转移结节术后病理 FISH 提示 HER-2 基因扩增（阳性），HER-2 由阴变阳。转移灶的再活检，使患者的治疗策略发生变化，患者接受曲妥珠单抗联合化疗进行治疗，目前疾病持续稳定。

对于乳腺癌寡转移，局部治疗的时机和价值尚不明确，晚期乳腺癌共识建议应该在全身治疗有效的前提下进行局部治疗。回顾性分析显示，对于乳腺癌术后肺转移，HR 阳性、无病生存时间长（＞36 个月）、转移结节局限于单个肺叶（≤3 个）而且能完整切除（R0）时，行肺转移结节手术切除后，患者更有可能获得长期疾病控制和长期生存。本例患者存在双肺转移，化疗及内分泌治疗效果不佳，左肺上叶结节缓慢增大，应以全身治疗为主。MDT 建议对患者肺转移灶穿刺活检病理检查，但患者自行决定行左肺上叶转移结节切除，术后病理明确为乳腺癌肺转移。虽然该患者部分肺转移病灶的局部治疗等同于转移灶的切除活检，但对于此类进展缓慢的 HER-2 阳性乳腺癌内脏寡转移，因为存在有效的全身治疗手段，临床上应该进行局部治疗的大胆尝试，不仅将延缓疾病进展时间，也可能给患者带来更大的生存获益。

病例点评

晚期乳腺癌的精准治疗不仅是对乳腺原发灶的精准分型，而且更应该对转移病灶尽早病理再活检，明确分子分型是否改变，及时调整治疗策略。对于具有不良生物学行为的乳腺癌，尽管原发灶HER-2（1+），也应及时行 FISH 检测。乳腺癌寡转移患者，局部治疗可能延长无进展生存时间，应该在全身治疗有效的前提下尽早进行局部治疗。

参考文献

1. 瞿晴，许赪，陈小松，等 . 乳腺癌术后可疑复发转移病灶再活检的价值 . 中华医学杂志，2013，93（35）：2820-2822.

2. 江泽飞，邵志敏，徐兵河 . 人表皮生长因子受体 2 阳性乳腺癌临床诊疗专家共识 2016. 中华医学杂志，2016，96（14）：1091-1096.

3. 徐兵河，江泽飞，胡夕春 . 中国晚期乳腺癌临床诊疗专家共识 2016. 中华医学杂志，2016，96（22）：1719-1727.

4. Amir E，Miller N，Geddie W，et al.Prospective study evaluating the impact of tissue confirmation of metastatic disease in patientswith breast cancer.J Clin Oncol，2012，30（6）：587-592.

5. Shachar SS，Mashiach T，Fried G，et al.Biopsy of breast cancer metastases：patient characteristics and survival.BMC Cancer，2017，17（1）：7.

（赵　雷　石　晶）

局部晚期及初始Ⅳ期乳腺癌

018 初始Ⅳ期乳腺癌肺转移

病历摘要

【基本信息】

患者女，60岁，ECOG评分：1分。

主诉：发现右乳腺癌伴肺转移8个月。

临床诊断：右乳腺癌（cT4N3M1，Ⅳ期，肺转移）。

家族史：父亲患食管癌，妹妹患结肠癌。

【疾病特点】

初始Ⅳ期三阴性乳腺癌存在 *BRCA1* 突变,含铂方案显著获益,通过多学科合作,获得手术治疗机会。

【病史汇报】

患者 2009 年 11 月发现右乳肿物,鸡卵大小,拒绝诊治。2012 年 11 月因肿物急剧胀大,乳腺皮肤破溃,行乳腺肿物穿刺活检诊断为乳腺浸润性导管癌Ⅲ级。免疫组化:ER(-),PR(-),HER-2(-),Ki-67(75%+)(图 30)。肺 CT 提示肺转移。临床诊断:右乳腺癌(T4N3M1,Ⅳ期,肺转移)。一线给予 TE 方案化疗 4 周期,2 周期评效为部分缓解(PR),4 周期评效为疾病进展(PD)(TTP:3 个月)(图 31)。二线给予 NX 方案化疗,但患者用药后出现乏力、发热,第 2 天开始自行停卡培他滨,乳腺肿物迅速增大,提示疾病进展(PD)。经历二线治疗失败,为了寻找更有效的治疗方案,给患者进行 *BRCA1/2* 基因检测,显示 *BRCA1* 基因 17 号染色体 G/A 突变。三线给予 GP 方案化疗 4 周期,最佳疗效为部分缓解(PR)(图 32)。2013 年 7 月 13 日提请乳腺癌多学科 MDT 会诊决定下一步治疗方案。

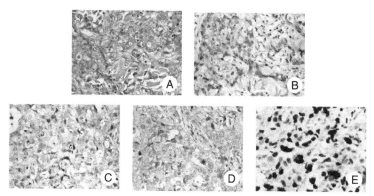

图 30　乳腺癌穿刺病理结果

注:A:HE;B:ER(-);C:PR(-);D:HER-2(-);E:Ki67(75%+);A~E:×400

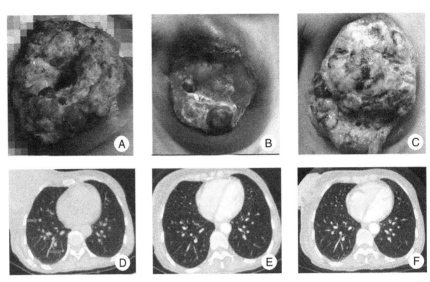

图 31　一线 TE 方案化疗 2 周期后评效为部分缓解，4 周期后疾病进展

注：A、D：TE 方案化疗前；B、E：TE 方案化疗 2 周期后；C、F：TE 方案化疗 4 周期后

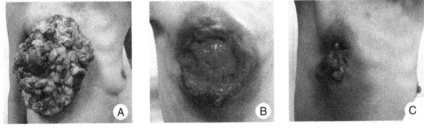

图 32　三线 GP 方案化疗后评效为部分缓解

注：A：GP 方案化疗前；B：GP 方案化疗 2 周期后；C：GP 方案化疗 4 周期后

【MDT 综合会诊意见】

患者诊断为初始Ⅳ期三阴性乳腺癌，经过三线化疗后，乳腺肿物明显缩小，肺内病灶完全消失，全身治疗疗效较好，目前是局部治疗的最佳时机，推荐患者接受乳腺局部手术治疗。因患者乳腺病灶皮肤受累范围较大，术中需要尽可能切除受累皮肤，以确保切缘阴性的前提下、在整形外科配合下行皮瓣移植术。术后继续维持化疗，并给予乳腺及淋巴结引流区局部放疗增加局部疾病控制率。

【后续治疗及随访】

患者 2013 年 7 月 15 日于我院乳腺外科行姑息性右乳全乳房切除术 + 左侧带蒂腹直肌皮瓣转移胸壁缺损修复术，术后病理：右乳浸润性导管癌Ⅲ级，皮肤安全缘和肌肉安全缘未见癌，Miller and Payne Ⅰ级。免疫组化：ER（－），PR（－），HER-2（－），Ki-67（40%+）。术后患者继续接受 GP 方案化疗 1 周期，后因 3 度血小板减少，将化疗方案调整为单药吉西他滨化疗 2 周期。化疗结束后患者接受右胸壁和右锁骨区局部放疗 30 次。2014 年 4 月患者出现右上臂皮下多发结节，2014 年 5 月 21 日行皮下结节活检，病理结果为乳腺癌转移，免疫组化：ER（－），PR（－），HER-2（－），Ki-67（50%+），GCDFP15（＋）。四线以后曾接受 GP、NP 方案化疗，但疗效不佳，后患者右上臂肿胀明显，给予 CMF 方案右上肢动脉灌注化疗短暂有效，但肺内病灶增大。患者拒绝治疗，患者于 2015 年 6 月因疾病进展死亡。确诊后 OS：31 个月。

多学科讨论

乳腺外科：患者为初治Ⅳ期三阴性乳腺癌患者，肿瘤巨大、破溃并伴有肺转移，严重影响患者的生活质量，经过三线化疗后肿瘤进展得到部分控制，为手术争取到了机会。对于此类患者，手术能否为其带来生存获益还尚有争议，缺乏循证依据。现有的前瞻性随机对照研究数据结果未提供原发灶手术治疗整体人群生存获益证据。各大指南及共识有一点意见是一致的：对于此类患者进行局部手术治疗，可以减轻肿瘤负荷，提高患者生活质量，增加其继续治疗及生存的信心。本例患者原发肿瘤巨大，皮肤破溃，侵袭胸壁，目前经过治疗后肺部病灶完全缓解，乳腺病灶退缩明显，可以 R0 切除原发病灶，但病灶切除后皮肤缺损明显，需联合整形外科修复缺损，共同完成手术。

放疗科：该患者为初始Ⅳ期乳腺癌患者，治疗原则是以全身治疗为主，结合局部治疗可更好地控制局部疾病，延长生存期，提高生活质量。该患者经过三线化疗后乳腺肿物明显缩小，但是胸壁破溃明显影响患者的生活质量，可行胸壁区和（或）引流区放射治疗，以达到进一步控制原发灶的目的。姑息放射治疗控制胸壁病灶的疗效较好，他可在患者耐受的情况下，通过提高放射治疗的剂量，达到使破溃病灶愈合的效果。

肿瘤内科：本例为初始Ⅳ期三阴性乳腺癌患者，就诊时乳腺肿物巨大，乳腺皮肤破溃，胸壁受累，伴大量黄绿色渗出物，使患者的生活质量下降明显。一线化疗 TE 方案，肿物一过性缩小，后迅速增大，TTP 时间仅 3 个月。二线 NX 方案耐受差，后依据患者肿瘤组织 *BRCA1* 基因突变的结果，三线治疗选择含铂方案的联合化疗，2 周期达到 PR，4 周期乳腺癌肿物进一步缩小，破溃皮肤趋于愈合。虽然目前对于初始Ⅳ期乳腺癌手术治疗给患者带来获益尚无明确结论，但是此时切除乳腺原发灶，不仅降低肿瘤负荷，也可改善患者生活质量。

📋 病例讨论

三阴性乳腺癌是一种增殖活性高、侵袭性强、预后差的分子亚型。由于缺乏 ER、PR、HER-2 等受体表达，其主要治疗手段仍以化疗为主。目前 NCCN 指南对于晚期三阴性乳腺癌仍然推荐以蒽环类及紫杉类为基础的化疗方案，但是很多三阴性乳腺癌患者从这种化疗方案中的获益程度和持续时间较短。由于三阴性乳腺癌患者存在 DNA 修

笔记

复通路的缺陷，其中 *BRCA1/2* 基因突变达到 20%。TNT 研究显示：对于 *BRCA1/2* 突变晚期乳腺癌，卡铂较多西他赛一线化疗无论是客观有效率还是无进展生存时间都显著获益（ORR：卡铂 68%、多西他赛 33%；PFS：卡铂 6.8 个月、多西他赛 4.8 个月）。这提示：*BRCA1/2* 突变可能是预测铂类疗效的生物学标志物。该例患者一线 TE 方案化疗紫杉蒽环迅速耐药，二线 NX 方案无获益，三线依据患者肿瘤组织 *BRCA1* 基因突变的结果选择含铂方案的联合化疗，患者肿瘤迅速退缩，获得了意想不到的手术的机会。该患者治疗经验提示：对于三阴性乳腺癌应该尽早进行 *BRCA1/2* 突变检测，对于存在 *BRCA1/2* 突变的乳腺癌，含铂方案一线治疗可能有更大的获益。

对于初始 IV 期乳腺癌患者，是否给予乳腺局部手术治疗存在很大争议。目前仅有的两项前瞻性研究也未能证明手术治疗的生存益处。TBCRC013 试验主要评价 IV 期乳腺癌患者原发灶手术治疗对生存期的影响，结果显示对化疗有反应的各乳腺癌亚型患者接受手术治疗与不接受手术治疗相比，其生存期无明显改变。MF07-01 试验结果显示，手术优先处理原发灶再行系统治疗相较不经手术处理原发灶直接进行系统治疗，前者会获得更长的生存期。目前指南和专家共识推荐对于全身治疗有效、预计生存期长、为了改善生活质量的 IV 期乳腺癌患者，可给予原发病灶手术治疗。该患者为初始 IV 期三阴性乳腺癌，初诊时乳腺局部肿瘤负荷大，而肺部转移病灶负荷较小，患者接受含铂方案化疗显著获益，使局部不可手术乳腺"菜花样肿物"转变为可手术切除，不仅改善生活质量，生存还获益。该患者的个例治疗经验并不能证明初始 IV 期三阴性乳腺癌乳腺局部手术治疗能够带来生存获益，因为三阴性乳腺具有高侵袭性，预后差，应该以全身治疗为主。在临床中，对于初始 IV 期三阴性乳腺癌，应该在全身治疗有效的前提下谨慎地选择乳腺手术。对于肿瘤进展缓慢，无危及生命的内脏的转移，为了改善生活质量的患者，可以选择乳腺局部手术治疗。而对于疾病进展快、预计生存时间短的患者，不推荐乳腺手术治疗。

病例点评

晚期三阴性乳腺癌是高度异质性疾病，紫杉和蒽环类药物被推荐为一线首选化疗。但越来越多的证据显示：三阴性乳腺癌对铂类敏感，如何优先铂类获益人群、使其尽早应用含铂方案是临床面临的难题。本例患者在紫杉和蒽环治疗失败后通过基因检测选择含铂方案，给患者带来生存获益。但未来对于三阴性乳腺癌，应该尽早进行胚系 *BRCA1/2* 突变检测，进一步挖掘预测铂类药物疗效的生物学标志物。对于 *BRCA1/2* 突变初始Ⅳ期乳腺癌患者一线应用含铂方案是否能带来生存获益，期待进一步临床研究结果加以证实。

参考文献

1. von Minckwitz G，Schneeweiss A，Loibl S，et al.Neoadjuvant carboplatin in patients with triple-negative and HER2-positive early breast cancer （GeparSixto；GBG 66）：a randomised phase 2 trial.Lancet Oncol，2014，15（7）：747-756.

2. Sikov WM，Berry DA，Perou CM，et al.Impact of the addition of carboplatin and/or bevacizumab to neoadjuvant once-per-week paclitaxel followed by dose-dense doxorubicin and cyclophosphamide on pathologic complete response rates in stage II to III triple-negative breast cancer：CALGB 40603 （Alliance）.J Clin Oncol，2015，33（1）：13-21.

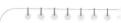

3. Hu XC，Zhang J，Xu BH，et al.Cisplatin plus gemcitabine versus paclitaxel plus gemcitabine as first-line therapy for metastatic triple-negative breast cancer（CBCSG006）：a randomised，open-label，multicentre，phase 3 trial.Lancet Oncol，2015，16（4）：436-446.

4. King TA，Lyman JP，Gonen M，et al.rognostic Impact of 21-Gene Recurrence Score in Patients With Stage IV Breast Cancer：TBCRC 013.J Clin Oncol，2016，34（20）：2359-2365.

5. Soran A，Ozbas S，Kelsey SF，et al.Randomized trial comparing locoregional resection of primary tumor with no surgery in stage IV breast cancer at the presentation（Protocol MF07-01）：a study of Turkish Federation of the National Societies for Breast Diseases.Breast J，2009，15（4）：399-403.

（徐　璐　张凌云）

019　初始Ⅳ期乳腺癌脑转移

病历摘要

【基本信息】

患者女，65岁，ECOG评分：1分。

主诉：右乳肿物20个月，右乳腺癌脑转移术后6个月。

临床诊断：右乳腺癌（cT3N0M1，Ⅳ期，脑转移）。

既往史：体健。

家族史：母亲75岁患肺癌，已故；哥哥62岁患前列腺癌，已故。

【疾病特点】

三阴性乳腺癌脑转移术后，依据基因检测结果，应用含铂方案化疗获得部分缓解后乳腺再行根治切除手术，获得长时间无病生存期。

【病史汇报】

患者2013年1月发现右乳肿物，超声提示乳腺癌可能大，未诊治。2014年3月12日因昏迷，颅脑增强MRI示小脑占位性病变（图33），于我院神经外科行急诊小脑占位性病变切除术。术后病理：（右侧小脑腹侧）符合转移癌，考虑乳腺来源可能性大。免疫组化：ER（-），PR（-），Ki-67（70%+），TTF-1（-），Mammaglobin（-），GCDFP15（弱+），HER-2（-）。后接受右乳肿物穿刺，穿刺病理：浸润性导管癌（Ⅱ级）。免疫组化：ER（-），PR（-），HER-2（2+），FISH无扩增，Ki-67（80%+）。2014年4月2日开始行TE方案化

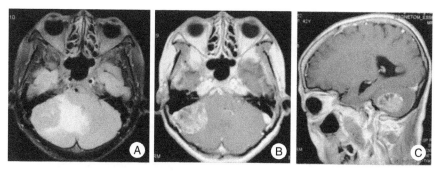

图 33　颅脑增强 MRI 示小脑占位性病变

疗，2 周期后评效为部分缓解（PR）（图 34、图 35）；第 3 周期改行单药紫杉醇方案化疗，并联合全脑同步放疗 2Gy×20 次；第 4 周期因右乳肿物稍有增大且表面皮肤存在破溃风险，遂再行 TE 方案化疗，并继续联合全脑同步放疗，4 周期后评效为稳定（增大 SD）

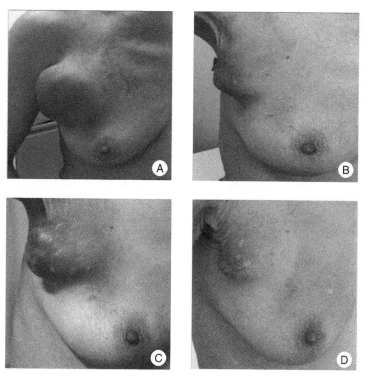

图 34　一线 TE 方案失败后，二线 GP 方案获得部分缓解（皮肤外观）

注：A：TE 方案化疗前；B：TE 方案化疗 2 周期后；C：TE 方案化疗 4 周期后；D：二线 GP 方案化疗 2 周期后

（图 34、图 35）。经乳腺外科会诊后认为可行手术切除，但家属要求更换化疗方案继续化疗。因患者存在 *RAD51C* 基因突变，2014 年 7 月 3 日始 GP 方案化疗，第 2 周期起因 2 度骨髓抑制减量，2 周期后评效为部分缓解（PR）（图 34、图 35），现已行 3 周期。2014 年 9 月 16 日提请乳腺癌多学科 MDT 会诊决定下一步治疗方案。

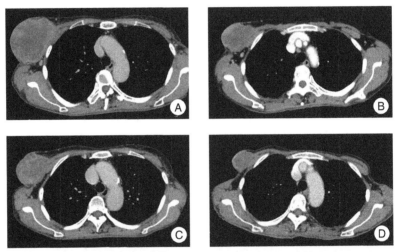

图 35　一线 TE 方案失败后，二线 GP 方案获得部分缓解（胸部 CT）

注：A：TE 方案化疗前；B：TE 方案化疗 2 周期后；C：TE 方案化疗 4 周期后；D：GP 方案化疗 2 周期后

【MDT 综合会诊意见】

患者为初始Ⅳ期三阴性乳腺癌单发脑转移术后，目前含铂方案联合化疗效果显著，原发灶明显缩小，溃疡面愈合。可继续化疗一周期，如仍维持 PR，可切除原发灶，降低肿瘤负荷，改善患者生活质量。

【后续治疗及随访】

患者继续 GP 方案化疗 1 周期，评效为维持部分缓解（PR）。2014 年 11 月 19 行右乳腺癌改良根治术，术后病理：右乳腺浸润性导管癌（Ⅲ级），肿物大小 4.0cm，淋巴结转移（0/13 枚）。免疫组化：ER（–），PR（–），HER–2（1+），Ki–67（90%+）。术后继续给予 GP 方案化疗 1 周期，化疗后出现 3 度血小板下降，改为单药吉西他滨化疗 2 周期。2015 年 3 月 13 日始行右胸壁及右锁骨区放疗，剂量为 50Gy/25f。2018 年 7 月随访仍未见复发及转移。

多学科讨论

肿瘤内科：本例为初始 IV 期三阴性乳腺癌脑转移根治术后，一线 TE 方案最佳疗效为 PR，但 TTP 时间仅 3 个月，快速出现耐药，且右乳肿物表面皮肤存在破溃风险。依据患者肿瘤组织 RAD51C 基因突变的结果，二线治疗选择含铂方案的联合化疗，2 周期即达到 PR，原发灶明显缩小，乳腺破溃病灶已经愈合。二线治疗已经为乳腺局部手术提供最佳时机。目前为止，针对初始 IV 期脑转移患者的乳腺局部手术治疗的证据非常匮乏，因此类患者预后差，局部治疗的价值受到质疑。但该患者脑转移病灶已经手术切除且全身治疗有效，在此时机选择乳腺局部手术治疗不仅可以降低肿瘤负荷，而且将显著改善患者生活质量。

乳腺外科：本例为初始 IV 期三阴性乳腺癌，单发脑转移灶根治术后。此类患者治疗指南中建议应以延长无进展生存期及生存期、提高生活质量为治疗目的，首选化疗。ABC3 指南中提到，初始 IV 期乳腺癌乳腺局部手术应进行个性化选择，对系统治疗有效的寡转移患者，可能会获得长期生存。现有的研究中，对于此类患者是否手术？选择什么时机手术？尚存在很大争议，几个前瞻性的试验（TATA、MF07–01 及 TBCRC 013）结果也并不一致，还需要进一步研究来进行探索。但手术可以巩固全身治疗效果、改善外观，给患者带来心理安抚，增强抗癌信心，这些积极影响都是肯定的。手术前还应该综合考虑患者的体能状态、年龄、基础疾病等因素进行综合分析。该患者脑转移灶已经根治切除，目前全身治疗有效，建议对乳腺病灶行手术治疗。

影像科：乳腺 MR 平扫 + 增强显示右乳外上象限接近腋窝处不规则团块影，大小约 1.9cm×2.9cm×3.5cm（前后 × 左右 × 上下），信号不均匀，呈混杂信号。增强扫描病灶边缘及间隔可见强化，内部未见强化，时间 – 信号曲线无法测量，DWI 弥散略受限，ADC 值约为 0.001535，病变与周围组织及皮肤分界不清，后方胸壁软组织增厚并可见条状强化，考虑胸壁及皮肤受累。手术切除需要考虑皮肤及胸壁受累情况，如果需要观察周围血管受累情况，可做局部三维增强 CT 进一步提供细节。

放疗科：患者为初始Ⅳ期乳腺癌，脑内单发寡转移病灶，已行手术切除及全脑放疗。目前全身治疗控制稳定，可给予积极的局部治疗，建议行乳腺病灶手术切除，术后给予胸壁区及淋巴引流区放疗。该患者因单发小脑转移瘤导致昏迷就诊，脑部病灶已行手术治疗，但手术无法切除转移瘤的亚临床病灶，因此为达到更好的局部控制，可给予全脑放疗。不过应该指出的是，全脑放疗后患者可能面临认知功能下降这一远期并发症，且单发转移灶术后全脑放疗不能使患者生存获益。该患者为单发脑转移，现有随机对照研究显示，对颅内 1~3 枚转移瘤已行手术切除，行术后瘤床区的 SRS（立体定向放射手术），与单纯手术相比显著降低了局部复发。因此，考虑到全脑放疗的远期毒性，也可以采用 SRS 治疗方式来代替全脑放疗。

📋 病例讨论

三阴性乳腺癌作为一种独特的乳腺癌亚型，具有局部复发率高、易转移、治疗困难和预后差的特点。晚期患者的主要治疗手段为全身治疗，但本例患者的首发症状为脑转移导致的昏迷，颅内高压症状危及生命。对此应积极进行快速有效的外科手术治疗，一方面迅速缓解颅内高压症状；另一方面同时获得转移灶的病理诊断及分子特征。本例患者手术局部治疗后症状得到迅速缓解，肿瘤危象解除。恰当的局部治疗为患者争取了后续接受全身治疗的机会。

对于晚期三阴性乳腺癌，由于激素受体和 HER-2 靶点的缺乏，针对性的化疗药物或者化疗方案尚不明确。虽然三阴性乳腺癌对蒽环类及紫杉类具有高敏感性，但许多患者由于肿瘤异质性或长期用药等原因易发生化疗耐药（原发耐药或继发耐药）。为探索更为有效的化疗方案，进一步研究结果发现含铂类的化疗方案在新辅助化疗中的疗效显著。铂类药物在进入肿瘤细胞后，引起 DNA 交联而致 DNA 双链断裂，从而发挥抗肿瘤的作用。II 期临床试验证实顺铂联合卡培他滨在转移性三阴性乳腺癌中的客观有效率达 63.6%。而吉西他滨联合顺铂治疗晚期三阴性乳腺癌的客观反应率也达到了62.5%。但晚期三阴性乳腺癌，是否一线应首选含铂方案，一度存有争议。我国胡夕春教授团队进行了一项 GP（吉西他滨 + 顺铂）对比 GT（吉西他滨 + 紫杉醇）一线治疗转移性三阴性乳腺癌的临床试验（CBCSG006），结果显示 GP 组中位 PFS 为 7.73 个月，GT 组的中位 PFS 为 6.47 个月，有显著性差异，但 OS 并无差异。亚组分析显示对于年轻患者、DFS 超过 1 年的患者、既往应用过蒽环及紫杉类药物的患者，GP 方案的优势更加明显。最近的一项系统评价分析含铂方案对晚期乳腺癌的疗效及预后价值，结果显示含铂方案对晚期三阴性乳腺癌有中度生存获益，但证据质量较差。因此，目前为止，对于未加选择的晚期三阴性乳腺癌的一线治疗，含铂方案尚不能替代紫杉、蒽环为基础的化疗方案，其疗效还需要进一步高质量的临床试验加以确认。

文献证实，乳腺癌易感基因（*BRCA*）受损与三阴性乳腺癌联系密切，高达 20% 的三阴性乳腺癌患者为 *BRCA* 基因突变携带者。近年来研究发现，*BRCA* 突变的肿瘤细胞对 DNA 交联药物和多聚二磷酸腺苷核糖聚合酶抑制剂（PARPi）表现出优异的敏感性。三期临床研究（TNT 实验）证实，伴随 *BRCA1/2* 基因突变的患者，应用卡铂的客观有效率（ORR）（显著高于应用多西他赛的患者（68% *vs.* 33%），而不伴有 *BRCA1/2* 基因突变的患者，应用二者疗效相似（ORR：31.4% *vs.* 35.6%）。*BRCA* 突变细胞的表型并不仅限于 *BRCA* 序列的改变，也包括一类较为复杂的情况称之为 BRCAness。系由表观遗传学改变或 *RAD51C* 基因复合体损伤所致，这些均导致肿瘤的同源重组缺陷。本例患者多基因检测结果显示肿瘤伴随 *RAD51C* 基因突变。前期一线 TE 化疗方案出现耐药的情况下调整化疗方案，二线选择含铂方案（GP）化疗，疾病得到了明显的控制，溃疡病灶迅速减小，并肿瘤破溃倾向消失。本例患者的治疗效果证实了对于存在肿瘤同源重组缺陷的三阴性乳腺癌患者，铂类药物的治疗效果可能更为明显。尽管 *BRCA1/2* 基因突变是目前指示同源重组缺陷的最明确指标，而其他生物学标志物或基因组学标志，包括 HRD-LOH 或 HRD-LST 在内，仍需要进一步探究和评估，以提高筛选可从铂类药物治疗获益患者的价值。

本例患者另一个特点是首发症状为单发颅内转移引起的昏迷。约 15% 的晚期乳腺癌患者可发生中枢神经系统的转移。三阴性晚期乳腺癌患者脑转移发生率较高，且多发生于病程的早期，预后较差。单发颅内转移的局部治疗原则，需综合考虑肿瘤的大小、部位及手术的风险大小。本例患者首选的治疗方案为手术切除 + 放疗，和单纯放疗或单纯手术相比，手术切除 + 放疗可以获得更好的局部控制率、症状控制时间及中位生存时间。对于有占位效应的患者手术有迅速缓解症状的优势。

综上所述，基于三阴性乳腺癌的异质性，尽管目前仍不能摒弃蒽环、紫杉联合的基石治疗方案，但仍要重视基因检测的重要性及个体化的综合治疗。应结合患者的全身状况、既往的治疗反应、*BRCA1/2* 或其他同源重组缺陷标志物的检测结果，适时地局部治疗与全身治疗结合，选择恰当的个体化治疗，延长生存，提高生活质量，使患者得到最大获益。

📋 病例点评

晚期乳腺癌伴随危及生命的脑转移症状时，应积极进行恰当的局部治疗，争取全身治疗时机。晚期三阴性乳腺癌的治疗以化疗为主，蒽环、紫杉类为临床常用的首选药物。针对蒽环紫杉耐药的患者，应结合 *BRCA1/2* 或同源重组缺陷相关基因的检测，选择适宜的治疗方案。在恰当的时机及时进行乳腺局部手术治疗及后续的巩固放疗，不仅有效预防了局部的复发，降低患处感染风险，还显著提高了患者的生活质量。局部治疗后改善的躯体外观也给患者带来了心理安抚，使患者抗癌信心显著增强。

参考文献

1. Li Q，Li Q，Zhang P，et al.A phase II study of capecitabine plus cisplatin in metastatic triple-negative breast cancer patients pretreated withanthracyclines and taxanes.Cancer Biol Ther，2015，16（12）：1746-1753.

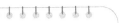

2. Zhang J，Wang Z，Hu X，et al.Cisplatin and gemcitabine as the first line therapy in metastatic triple negative breast cancer.Int J Cancer，2015，136（1）：204-11.

3. Hu XC，Zhang J，Xu BH，et al.Cisplatin plus gemcitabine versus paclitaxel plus gemcitabine as first-line therapy for metastatic triple-negative breast cancer（CBCSG006）：a randomised，open-label，multicentre，phase 3 trial.Lancet Oncol，2015，16（4）：436-46.

4. 陈雷，郭德阳，余正 . 含铂化疗方案治疗三阴性乳腺癌的系统评价 . 世界临床药物，2017，38（1）：21-27.

5. Egger SJ，Willson ML，Morgan J，et al.Platinum-containing regimens for metastatic breast cancer.Cochrane Database Syst Rev，2017，6：Cd003374.

（张凌云　何　欣）

020 局部晚期乳腺癌

病历摘要

【基本信息】

患者女，54 岁，未绝经，ECOG 评分：1 分。

主诉：发现右乳肿物近 1 年，确诊右乳腺癌 5 个月。

临床诊断：右乳腺癌（cT4N1M1），骨转移待除外。

既往史：10 余年前患"甲亢"，已治愈；高血压病史 3 年。

家族史：否认肿瘤家族史。

【疾病特点】

HR 阳性 HER-2 阳性局部晚期乳腺癌，新辅助化疗联合靶向治疗效果不佳，改为新辅助内分泌治疗后获得手术机会，术后内分泌治疗长期获益。

【病史汇报】

2012 年 10 月患者发现右乳肿物，后逐渐出现乳头溢液、皮肤破溃及疼痛，当地医院行乳腺穿刺病理提示乳腺癌。2013 年 4 月 16 日就诊于我院乳腺外科，会诊病理提示浸润性导管癌，Ⅱ 级，侵及皮下，ER（＞90%+），PR（＞90%+），HER-2（2+），Ki-67（10%+），HER-2 FISH：有扩增，HER-2 /CEP17：2.25，HER-2 单基因拷贝数：6.62（图 36）。肺 CT 显示乳腺病变侵及皮肤、胸肌，未累及肋骨，超声提示右腋窝淋巴结 5 级，骨 ECT 显示左胫骨核素凝聚，MRI 显示左侧胫骨骨髓腔内异常信号影，不除外转移，诊断为右乳腺癌（cT4N1M1）、骨转移待除外。因无手术适应证，给予一线多西他赛联合环磷酰胺化疗 1 周期，病变无明显变化。转入我科行多西他赛＋顺铂＋曲妥珠单抗化疗 5 周期，皮肤病变无明显好转，乳腺病变略有缩小，胫骨病变无变化。2013 年 9 月 11 日提请乳腺癌多学科 MDT 会诊，决定下一步治疗方案。

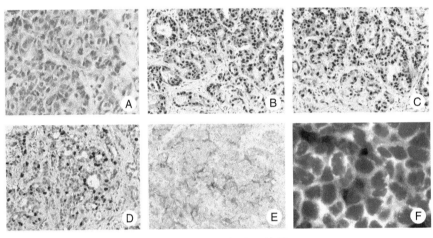

图 36　乳腺穿刺病理结果

注：A：HE；B：ER（＞90%＋）；C：PR（＞90%＋）；D：HER-2（2+）；E：Ki-67（10%＋）；F：HER-2 FISH 扩增；A~F：×200

【MDT 综合会诊意见】

患者右乳腺局部皮肤破溃，病变范围广泛，乳腺病灶不可手术根治切除。患者左侧胫骨病变未见骨质破坏，考虑良性病变可能性大，建议穿刺活检除外转移。治疗上，应以全身治疗为主。考虑患者为 HR 阳性 HER-2 阳性乳腺癌，一线选择化疗联合曲妥珠单抗治疗效果不佳，建议改为内分泌联合曲妥珠单抗治疗。

【后续治疗及随访】

介入科会诊认为左侧骨胫病变为成骨性改变，不适合穿刺活检病理检查。2013 年 9 月 23 日开始二线曲妥珠单抗联合来曲唑和戈舍瑞林内分泌维持治疗，2 个月后患者存在气短、呼吸困难等不适，心

笔记

脏射血分数 35%（曲妥珠单抗联合来曲唑治疗前射血分数 58%）。
停用曲妥珠单抗，给予来曲唑联合戈舍瑞林治疗，心脏射血分数在
停用曲妥珠单抗 1 个月后恢复至 44%，3 个月后逐渐恢复并稳定在
50% 左右。内分泌治疗期间乳腺病变明显缩小（图 37），左侧胫骨
病变无变化。2014 年 5 月 13 日进行第 2 次 MDT，左侧骨胫病变影
像动态观察无变化，考虑良性病变。外科专家认为乳腺可以手术治
疗，但手术创伤较大，建议继续内分泌治疗，等待最佳手术时机。
2014 年 8 月 20 日行右乳腺经典根治术 + 腹直肌皮瓣转移修补术，
术后病理：浸润性导管癌 Ⅱ 级，肿物 5cm，淋巴结转移（1/9）枚，
ER（约 80%+），PR（约 80%+），Ki–67（约 50%+），HER–2（1+）。
术后于当地医院行局部放疗［右胸壁及锁骨区，剂量：50Gy（5 周，
25 次）］，继续戈舍瑞林联合来曲唑内分泌治疗，后于当地医院停

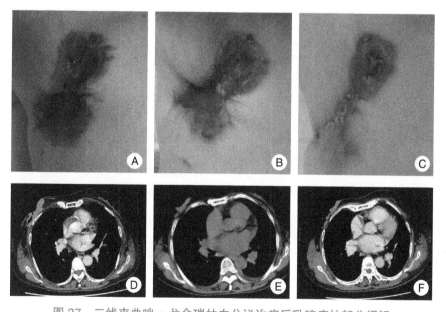

图 37 二线来曲唑 + 戈舍瑞林内分泌治疗后乳腺病灶部分缓解

注：A、D：曲妥珠单抗 + 来曲唑 + 戈舍瑞林内分泌维持治疗前；B、E：曲
妥珠单抗 + 来曲唑 + 戈舍瑞林内分泌维持治疗 2 个月后；C、F：曲妥珠单抗 + 来
曲唑 + 戈舍瑞林内分泌维持治疗 7 个月后

用戈舍瑞林后改为他莫昔芬治疗，半年后判断为绝经后改口服单药来曲唑治疗，2018 年 7 月随访无复发。

多学科讨论

病理科：该患者病例诊断明确，浸润性导管癌，Ⅱ 级，侵及皮下，ER（＞ 90%+），PR（＞ 90%+），HER-2（2+），Ki-67（10%+），HER-2 FISH：有扩增，HER-2 /CEP17：2.25；HER-2 单基因拷贝数：6.62。可以诊断 HER-2 阳性乳腺癌，但 HER-2 单基因拷贝数及 HER-2 /CEP17 比值均略高于临界值。曲妥珠单抗疗效差可能与此有关。

影像科：胸壁 3D-CT 提示病变侵及肌层，相邻肋骨皮质完整，未见骨质破坏。左小腿 MRI 及 CT 结果显示非溶骨性改变，目前主要考虑转移瘤及慢性骨髓炎鉴别，建议患者完善 PET-CT 检查或局部活检。

骨科：骨转移瘤在四肢长管状骨的转移部位多集中在近躯干部，即肱骨近端及股骨近端，发生在膝、肘以远部位的不足 10%。ECT 显示仅为单一病变，需要注意的是 ECT 阳性并不一定提示病变部位为恶性。且该病变界限较清晰，非溶骨性改变，经过一定时间的观察并无明显变化，转移瘤的诊断可能性较小。鉴别诊断需考虑骨纤维结构不良（包括骨化性纤维瘤）、慢性骨髓炎、血管源性肿瘤、动脉瘤样骨囊肿甚至进展缓慢的低度恶性原发性骨肿瘤等。是否能够完全除外骨转移，尚需要结合多种影像改变及病变进程而定，包括组织活检，特别是病变为单发、诊断不明确时，组织活检更为重要。

乳腺外科：初诊 Ⅳ 期怀疑骨转移患者，乳腺局部病变范围广

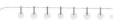

泛，且骨病变性质待定，不除外骨转移。目前手术价值不大，以全身治疗为主，鉴于患者既往化疗治疗效果不佳，考虑到患者分型为HER-2 阳性 LuminnalB 类型，HR 高表达。可考虑更换治疗方案。应用内分泌治疗联合靶向治疗，根据治疗效果，选择手术时机。对于仅存在孤立骨转移的 IV 期乳腺癌患者，在之前的前瞻性研究的亚组分析及回顾性研究中，都有数据提示这一亚组患者可能会有生存获益。因此，在综合治疗使病情得到控制的情况下，可积极进行手术。

放疗科：患者目前诊断为右乳腺癌局部晚期，存在骨转移可能性，目前首先需要明确是否存在骨转移，若为 IV 期远处转移患者，首选全身药物治疗，病情缓解或稳定后可以对残存病灶进一步行局部放射治疗。若患者经完善检查后，无骨转移，确诊为局部晚期乳腺癌，指南推荐首选新辅助化疗，肿物缩小后行手术治疗，术后予以局部放射治疗。对于多线化疗失败的患者，可考虑进行局部放疗，增加肿瘤局部控制，为手术创造机会。

肿瘤内科：患者为 HR 阳性 HER-2 阳性乳腺癌，一线选择化疗联合曲妥珠单抗治疗效果不佳，建议更改治疗方案。因激素受体强阳性，也可选择内分泌联合曲妥珠单抗治疗。目前患者未绝经，建议卵巢功能抑制联合芳香化酶抑制剂治疗。

病例讨论

不可手术的 HER-2 阳性乳腺癌应首选化疗联合抗 HER-2 靶向治疗，曲妥珠单抗联合化疗不仅使患者获得手术机会，而且使部分患者获得病理完全缓解。目前影响 HER-2 阳性乳腺癌新辅助化疗疗效的主要因素有：靶向药物选择、激素受体表达及 HER-2/CEP17 比

笔记

值。NeoALTTO 和 NeoSphere 临床试验提示，新辅助化疗应用双靶向抗 HER-2 联合化疗，其 pCR 率显著高于曲妥珠单抗加化疗组。多个 HER-2 阳性乳腺癌新辅助化疗临床研究均显示：激素受体阳性组的 pCR 率低于激素受体阴性组。近期奥地利 1 篇前瞻性研究显示 HER-2/CEP17 > 6 与高 pCR 率显著相关。该患者曲妥珠单抗联合化疗的治疗效果欠佳，分析可能存在两方面原因：①患者为 HR 阳性 HER-2 阳性乳腺癌，HR 与 HER-2 的交互作用影响曲妥珠单抗联合化疗的疗效。②该患者 HER-2/CEP17 为 2.25，HER-2 单信号值为 6.62，HER-2 拷贝数处于临界值及 HER-2/CEP17 较低可能造成对曲妥珠单抗治疗不敏感。

对于 HR 阳性 HER-2 阳性乳腺癌，内分泌联合靶向治疗也有一些证据。TAnDEM 研究和 EGF30008 研究显示：抗 HER-2 靶向联合芳香化酶抑制剂均显著提高了 PFS，两项临床研究的中位 PFS 分别为 4.8 个月和 2.4 个月（TAnDEM 研究：H+AI *vs*AI）、8.2 个月和 3.0 个月（EGF30008 研究：L+AI *vs*AI）。ALTERNATIVE 研究已证实曲妥珠单抗、拉帕替尼联合 AI 的双靶向方案较单靶向联合 AI 方案延长患者无进展生存。因此，对于 HER-2 阳性伴激素受体阳性转移性乳腺癌患者，抗 HER-2 治疗联合内分泌治疗为其提供了安全有效的替代方案。ESMO 晚期乳腺癌国际共识（ABC4）指南已经明确提出：对于肿瘤负荷小、疾病进展缓慢、高龄不能耐受化疗的 HR 阳性 HER-2 阳性乳腺癌，复发转移后可以首选抗 HER-2 靶向治疗联合内分泌治疗。

曲妥珠单抗引起的心脏毒性是可逆性的，在临床上并不多见。H0648g 试验中曲妥珠单抗与紫杉醇联合应用时 3~4 级心功能不全发生率为 4%，与蒽环联合应用时 3~4 级心功能不全发生率为 19%。应用曲妥珠单抗发生心功能不全的危险因素主要有高龄、既往 / 同时使用蒽环类药物、心脏区域正在或接受过放疗、高血压、心肌病、冠心病和心瓣膜病等基础心脏疾病。该患者虽然没有心脏基础疾病，但既往甲状腺功能亢进可能导致潜在心肌受累的风险，加之合并高血压增加了曲妥珠单抗导致心脏毒性的危险。患者在应用曲妥珠单抗 6 个月后 LVEF 下降并持续 > 8 周，因此，永久停用了曲妥珠单抗治疗。该病例提示：对于有高危因素的患者，应用曲妥珠单抗期间更应严密监测射血分数，一旦 LVEF 较治疗前绝对数值下降 ≥ 16% 或 LVEF 低于该检测中心正常值且较治疗前绝对数值下降 ≥ 10%，均应该暂停曲妥珠单抗治疗，避免心脏毒性的加重。

该患者为局部不可切除晚期乳腺癌，患者长期肿瘤破溃，生活质量很差。经过多次多学科讨论，为患者选择合适治疗方案，使患者获得了局部治疗的机会。该病例充分显示多学科协作给患者带来生存获益。

📋 病例点评

HR 阳性 HER-2 阳性局部晚期乳腺癌应该首选曲妥珠单抗联合化疗。当曲妥珠单抗联合化疗失败时转换为内分泌治疗也是合理的选择。应用曲妥珠单抗过程中要定期监测心脏射血分数，对于既往有心脏病史的患者尤其注意曲妥珠单抗心脏毒性的发生。对于单发骨病灶不能直接确诊骨转移，应尽可能获得病理以明确诊断。

参考文献

1. Baselga J，Bradbury I，Eidtmann H，et al.NeoALTTO Study Team. Lapatinib with trastuzumab for HER2-positive early breast cancer

（NeoALTTO）: a randomised, open-label, multicentre, phase 3 trial. Lancet, 2012, 379（9816）: 633-640.

2. Gianni L, Pienkowski T, Im YH, et al.Efficacy and safety of neoadjuvantpertuzumab and trastuzumab in women with locally advanced, inflammatory, or early HER2-positive breast cancer （NeoSphere）: a randomisedmulticentre, open-label, phase 2 trial.Lancet Oncol, 2012, 13（1）: 25-32.

3. Singer CF, Tan YY, Fitzal F, et al.Pathological complete response to neoadjuvant trastuzumab is dependent on HER-2/CEP17 ratio in HER-2-amplified early breast cancer.Clin Cancer Res, 2017, 23（14）: 3676-3683.

4. Johnston SRD, Hegg R, Im SA, et al.Phase III randomized study of dual human epidermal growth factor receptor-2 （HER-2） blockade with lapatinib plus trastuzumab in combination with an aromatase inhibitor in postmenopausal women with HER2-positive, hormone receptor-positive metastatic breast cancer: ALTERNATIVE.J Clin Oncol, 2018, 36（8）: 741-748.

5. Rugo H, Brammer M, Zhang F, et al.Effect of trastuzumab on health-related quality of life in patients with HER-2-positive metastatic breast cancer: data from three clinical trials.Clin Breast Cancer, 2010, 10（4）: 288-293.

（时　莎　张凌云）

021　初始Ⅳ期年轻乳腺癌肾上腺转移

病历摘要

【基本信息】

患者女，32 岁，ECOG 评分：1 分。

主诉：确诊左乳腺癌伴左肾上腺转移 5 个月。

临床诊断：左乳腺癌（cT4N3M1，Ⅳ期，左肾上腺转移）。

既往史：体健。

家族史：否认肿瘤家族史。

【疾病特点】

初始Ⅳ期三阴性乳腺癌伴肾上腺寡转移，含铂方案全身治疗有效后乳腺局部手术治疗，患者疾病长期维持完全缓解。

【病史汇报】

2014 年 9 月患者因左乳巨大肿物破溃来我院检查。超声示：左乳腺囊实混合性占位性病变（5 级），左腋窝淋巴结回声（5 级），左锁骨上下窝淋巴结肿大变形（5 级）；乳腺 MRI 提示：左乳外象限肿块及结节 15.07cm×8.27cm（BI-RADS6 类），左腋下淋巴结肿大 4.22cm×2.9cm（BI-RADS 5 类）；肺、腹增强 CT：左侧肾上腺占位性病变。左乳肿物及左腋窝淋巴结穿刺病理：均为浸润性导管癌（Ⅲ级），ER（−），PR（−），HER-2（−），Ki-67（80%+），行 *BRCA1/2* 检测结果无突变。临床诊断：左乳腺癌（cT4N3M1，Ⅳ期，左肾上腺转移）。肾上腺病灶未行穿刺活检。2014 年 9 月行 TEC 方案化疗 3 周期，1、3 周期化疗后出现 4 度粒细胞缺乏发热。2 周期后评效部分缓解（PR），左乳腺，左腋窝，左锁骨上、下淋巴结（超声分级由 5 级降至 3 级）及左肾上腺结节均明显缩小。3 周期后患者因毒性反应自行停药。2015 年 2 月患者左乳肿物增大，伴左侧胸壁皮肤红肿，约巴掌大小，向后延伸超过腋中线。乳腺 MRI 见左乳外象限巨大肿块，最大横截面范围约为 12.07cm×8.27cm。肿块累及左侧脂肪层，与胸壁分界不清，左乳皮肤增厚，增强扫描可见强化，考虑皮肤及胸壁受累。左腋窝、左锁骨上下淋巴结较 2014 年 11 月（TEC 方案化疗 3 周期后）未见明显增大。全腹 CT 示左肾上腺结节消失，余部位未见新发转移（TTP：5 个月）。2015 年 2 月 18 日提请乳腺癌 MDT 团队会诊，确定下一步治疗方案。

【MDT 综合会诊意见】

患者为初诊Ⅳ期三阴性乳腺癌，远处转移部位为孤立的肾上腺转移。TEC 方案化疗 3 周期后周身肿瘤均缓解明显，现停化疗 3 个月后出现疾病进展，进展部位为左乳腺及周围皮肤，左锁骨上下及腋窝淋巴结未见增大，左肾上腺转移病变已经消失。考虑到该患者为停化疗后短期内出现疾病进展，目前暂不适合接受局部治疗，建议改为 GP 方案化疗，待全身治疗有效后再考虑乳腺病灶局部治疗。

【后续治疗及随访】

患者于 2015 年 3 月始行二线 GP 方案化疗 7 周期，最佳疗效为部分缓解（PR）。左乳肿物明显退缩，皮肤红肿消失。左锁骨上淋巴结消失，左锁骨下淋巴结缩小，左腋窝淋巴结稳定，左肾上腺未见肿物，余处无转移（图 38、图 39）。末次化疗时间：2015 年 9 月。经再次 MDT 会诊，认为 R0 切除可能性大，于 2015 年 10 月 29 日在全麻下行左乳腺癌改良根治术，术后病理：肿物大小 4cm，镜下见

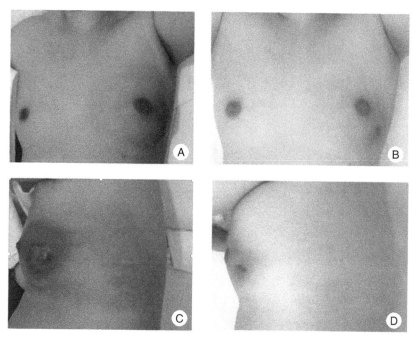

图 38　二线 GP 方案化疗疗效获得部分缓解（乳腺外观）

注：A、C：GP 方案化疗前；B、D：GP 方案化疗 6 周期后

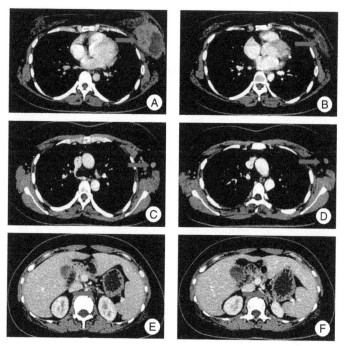

图 39　二线 GP 方案化疗疗效获得部分缓解（CT 图像）

注：A、C、E：GP 方案化疗前；B、D、F：GP 方案化疗 6 周期后

增生的纤维结缔组织及局灶坏死组织、泡沫细胞及淋巴细胞，未见明确肿瘤细胞，淋巴结未见癌（0/13）。结合病史符合新辅助治疗评价（Miller and Payne 5 级）。术后分期 ypT0N0M1，Ⅳ期。术后未行放化疗，于当地定期复查未见复发转移。2018 年 8 月随访，患者疾病无进展。

多学科讨论

肿瘤内科：患者为初始Ⅳ期三阴性乳腺癌，存在肾上腺孤立转移。患者一线治疗接受蒽环和紫杉类联合方案，尽管疗效较好，但毒性较大，因无法耐受毒性而中断治疗。考虑晚期三阴性乳腺癌整体预后较差，生存期短，治疗上应该以全身治疗为主，建议改用含铂方案二线化疗。

放射科：患者就诊之初（2014 年 9 月 24 日）乳腺 MRI 示：左乳外象限巨大肿块，最大横截面范围约为 12.07cm×8.27cm，肿块累及左侧脂肪层，与胸壁分界不清，左乳皮肤增厚，增强扫描可见强化，考虑皮肤及胸壁受累。左侧肾上腺可见大小约 2.0cm×1.8cm 类圆形低密度影，平扫 CT 值约 33HU，增强扫描 CT 值约 62HU，考虑恶性占位，继发可能性大。当出现局部进展时，仔细阅片未见其他部位进展。

放疗科：患者为初始Ⅳ期三阴性乳腺癌，初始蒽环、紫杉类全身化疗较敏感，停药后乳腺肿瘤迅速进展，提示此肿瘤为高度恶性、生物学行为较差的类型。目前通过影像科评估显示：患者远处转移病灶仍维持完全缓解。但患者乳腺肿瘤负荷较大，皮肤受累范围较广，暂不适合局部治疗，建议以全身治疗为主，在全身治疗有效后局部姑息放疗。

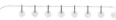

乳腺外科：患者目前虽然其他病灶控制良好，只有乳腺局部进展，但仍不适合局部手术，原因有二：①对于初始 IV 期乳腺癌，目前仍以解救化疗为主要治疗手段，该患者为三阴性乳腺癌，疾病进展快、预后差，不适合手术治疗。②该患者目前乳腺原发肿块较大，皮肤浸润范围较广，如想达到 R0 切除，手术创伤较大，可能需要整形外科修复创面。该患者既往化疗有效，因自行停药后疾病进展，建议继续全身治疗，根据疗效选择手术时机。

📋 病例讨论

铂类药物对于三阴性乳腺癌的价值逐渐被认可，在 2014 年圣安东尼奥乳腺癌研讨会上，TNT 研究显示，分别以卡铂和多西他赛一线治疗复发转移性三阴性乳腺癌，全部患者的分析结果显示，两种药物的客观有效率（ORR）或无进展生存期（PFS）没有显著差异，但在 *BRCA1/2* 突变患者中，卡铂治疗组的 ORR 和 PFS 大大改善，而且卡铂治疗组毒性较小。随后的几年中，一些研究探讨了三阴性乳腺癌新辅助治疗中铂类药物的价值，结果显示新辅助化疗中加入铂类药物可提高三阴性乳腺癌患者的病理完全缓解率（pCR）。目前大部分专家认可，对于 TNBC，铂类药物是一种很好的选择。对于那些辅助治疗过程中接受过蒽环、紫杉的患者来说，一线选择含铂的方案是合适的。但对于从未接受过任何治疗的初诊 IV 期三阴性乳腺癌，应用这种经典的蒽环联合紫杉的方案还是应用含铂方案更合理？其实没有直接证据。能否筛选出铂类获益患者为其一线首选铂类化疗是未来的研究方向。本例患者选择了蒽环联合紫杉方案，最好疗效为 PR，且当疾病进展时只是乳腺病灶进展，同侧腋窝、锁骨上以及肾上腺病灶均保持明显退缩甚至消失。这一方面体现了肿瘤的异质性；另一方面也体现了蒽环联合紫杉方案的有效性。

初治Ⅳ期乳腺癌是不可治愈疾病，治疗主要目的是为了缓解症状，提高患者生活质量和延长患者生存期。对于初诊Ⅳ期乳腺癌乳腺原发灶是否手术干预目前尚有争议。仅有的几个证据级别相对较高的临床试验结果还是相互矛盾的。《中国晚期乳腺癌诊治专家共识（2016版）》中提到：初治Ⅳ期乳腺癌患者切除原发病灶能否获益尚有争论，部分患者可以考虑姑息性手术。ESMO乳腺癌指南认为，寡转移患者对系统治疗较为敏感，能获得完全缓解和较长的生存。针对这部分患者的局部／区域处理倾向于以根治为目的，可进行局部治疗。综合既往回顾性以及前瞻性研究结果，大部分专家认可以下观点：①初治Ⅳ期乳腺癌，全身治疗是关键。②原发病灶的手术干预主要目的在于缓解症状。③对于高度筛选的患者，如肿瘤负荷小、预后好的患者（激素受体阳性型、HER-2无扩增型、单纯骨转移患者），更容易从原发灶局部手术治疗中获益。本例患者为年轻首诊Ⅳ期三阴性乳腺癌，肿瘤生物学行为差，一线选择全身治疗是非常合适的选择。

三阴性乳腺癌是高侵袭性疾病，对于此类初始Ⅳ期乳腺癌乳腺局部手术是否带来生存获益尚有争议。本例患者获得长期生存的原因固然与在恰当的时机进行局部治疗相关，但这种长期生存的获得主要来自于有效的全身治疗。目前对于晚期三阴性乳腺癌仍然建议在紫杉、蒽环治疗后选择铂类药物，但在未来的临床工作中，应该对此类患者进行包括 *BRCA1/2* 突变在内的同源重组基因缺失的检测，精准选择含铂方案获益人群。

病例点评

三阴性乳腺癌治疗上仍以全身治疗为主，乳腺局部手术的价值尚待商榷。目前指南对于三阴性乳腺癌仍推荐首选蒽环和紫杉类治疗方案，但铂类药物的一线地位已经逐渐凸显，未来生物标志物研究（包括 *BRCA1/2* 在内 DNA 同源缺失基因的检测）可能对一线精确筛选铂类化疗获益人群提供帮助。

参考文献

1. Von Minckwitz G，Schneeweiss A，Loibl S，et al.Neoadjuvant carboplatin in patients with triple-negative and HER2-positive early breast cancer （GeparSixto; GBG 66）：a randomised phase 2 trial.Lancet Oncol，2014，15（7）：747-756.

2. Golshan M，Cirrincione CT，Sikov WM，et al.Impact of neoadjuvant chemotherapy in stage II-III triple negative breast cancer on eligibility for breast-conserving surgery and breast conservation rates：surgical results from CALGB 40603（Alliance）.AnnSurg，2015，262（3）：434-439.

3. Hu XC，Zhang J，Xu BH，et al.Cisplatin plus gemcitabine versus paclitaxel plus gemcitabine as first-line therapy for metastatic triple-negative breast cancer （CBCSG006）：a randomised，open-label，multicentre，phase 3 trial.Lancet Oncol，2015，16（4）：436-446.

（石　晶　李傲迪）

022 局部晚期年轻乳腺癌

病历摘要

【基本信息】

患者，女，44 岁，未绝经，ECOG 评分：1 分。

主诉：确诊左乳腺癌 2 个月。

临床诊断：左乳腺癌（cT3N1M0，ⅢA 期）。

既往史：体健。

家族史：否认肿瘤家族史。

【疾病特点】

局部晚期三阴性乳腺癌，紫杉联合蒽环方案新辅助化疗耐药，二线含铂方案成功降期，获得手术治疗。

【病史汇报】

患者 2015 年 6 月无意中扪及左乳肿物，后肿块逐渐增大，偶见少量血性溢液。2015 年 10 月乳腺超声示：左乳外上象限见 5.3cm×4.5cm×3.2cm 实性肿块，BI-RADS 5 级。左侧腋下见 1 枚 3.0cm×1.7cm 淋巴结。外院行左乳肿物穿刺，病理：（左乳）浸润性导管癌，ER（-），PR（-），HER-2（-），Ki-67（80%+），CK5/6（+），EGFR（+）。完善肺部、腹部 CT，未见远处转移。临床诊断：cT3N1M0，ⅢA 期。遂于外院行 TEC 方案新辅助化疗，2 周期后左乳及左腋窝淋巴结增大伴左乳疼痛，为进一步治疗来我院。患者为局部晚期三阴性乳腺癌，2015 年 12 月 28 日提请乳腺

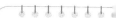

癌多学科团队会诊，确定下一步治疗方案。

【MDT 综合会诊意见】

患者为局部晚期三阴性乳腺癌，新辅助 TEC 方案化疗 2 周期后疾病进展。目前乳腺病灶与胸壁关系密切，不可根治切除。三阴性乳腺癌为高侵袭性疾病，治疗上应以全身治疗为主，建议改为 GP 方案化疗，待全身治疗有效、局部病灶降期后手术治疗。

【后续治疗及随访】

患者 2015 年 12 月始行 GP 方案化疗 6 周期，1 周期化疗后左乳肿物明显缩小，疼痛减轻，溢液消失，2 周期评效为部分缓解（PR），左乳肿物及左腋窝淋巴结明显缩小，4、6 周期评效维持 PR（图 40、图 41）。曾出现 3 度粒细胞缺乏，对症治疗，未减量。6 周期化疗后局部肿块较 4 周期化疗后略有增大，评估可行 R0 切除，遂行左乳腺癌改良根治术。术后病理：左乳浸润性导管癌，Ⅲ 级，肿物 4.0cm，淋巴结转移（1/19 枚，Level I：1/12 枚，Level II：0/7 枚），ER（−），PR（−），HER-2（+），Ki-67（50%+）。术后分期：ypT2N1M0，Ⅱ B 期。术后行卡培他滨方案化疗 1 周期，同步左乳腺＋左腋窝放疗 25 次。2017 年 2 月复查 CT 提示：左侧胸膜不规则增厚及前胸壁结节，大小约 1.0 cm×1.5cm，双肺多发结节，考虑转移，余处未见转移（DFS：9 个月）。2017 年 2 月 23 日始一线 NP 方案化疗 1 周期，后患者因 3 度恶心拒绝继续化疗，选择对症支持治疗。2017 年 8 月 30 日因疾病进展死亡。复发后 OS：6 个月。

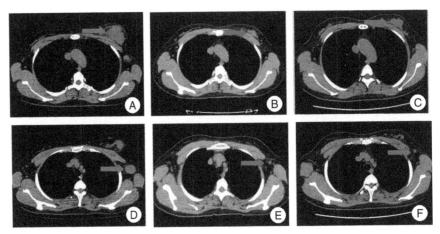

图 40　二线 GP 方案化疗疗效获得部分缓解（CT 图像）

注：A、D：GP 方案化疗前；B、E：GP 方案化疗 4 周期后；C、F：GP 方案化疗 6 周期后

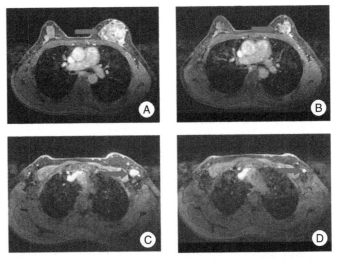

图 41　二线 GP 方案化疗疗效获得部分缓解（MRI 图像）

注：A、C：GP 方案化疗前；B、D：GP 方案化疗 6 周期后

多学科讨论

　　病理科：三阴性乳腺癌是一组异质性肿瘤。基底样乳腺癌特征性高表达 CK5/6 和 CK17，该亚型与 p53 高突变率、高增殖指数、

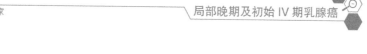

高肿瘤级别及不良预后相关。绝大多数基底样型乳腺癌属于三阴性乳腺癌，可以通过免疫组化检查分类，表现为 CK5/6（＋）、EGFR（＋）的病例符合基底样亚型。本例患者从免疫表型上看，符合基底样亚型乳腺癌，较非基底样亚型乳腺癌异质性更强，预后更差。

影像科：2015 年 12 月 18 日（行 TEC 方案进展后）乳腺 MRI 示：左乳上象限肿块影，大小约 6.0cm×4.8cm×5.5cm（左右径 × 前后径 × 上下径），主要呈稍长 T1 稍长 T2 信号，其内信号不均，增强扫描后可见明显不均匀强化，时间信号曲线呈平台型，DWI 可见扩散受限，ADC 值约 0.0 011 178；左侧腋窝可见肿大强化淋巴结。目前影像学显示肿块巨大，尽管未见确切胸大肌受累的强化改变，但病变与胸壁关系十分密切，需考虑手术难度与剩余皮肤问题；另外腋窝肿大融合淋巴结与腋窝大血管关系密切，建议术前三维增强 CT 评估，以便手术方案制定。

放疗科：本例患者为局部晚期乳腺癌，指南推荐首选新辅助化疗，放疗通常安排在术后阶段进行。如果该患者二线新辅助化疗后使肿瘤降期，可在接受根治性手术后行局部放射治疗。对于多线化疗失败的患者，也可以选择乳腺癌的术前放疗。该患者在一线治疗有效后自行停药后进展，不能证明全身治疗失败，可更换化疗方案二线治疗，根据治疗反应确定局部治疗方案及时机。

乳腺外科：该患者因分期较晚，无法先行手术，故选择 TEC 方案新辅助化疗。2 周期后评效，疾病进展。患者为局部晚期三阴性乳腺癌，恶性程度高、预后差，如果疾病不得到有效控制，即使行局部手术治疗，仍有极大概率发生复发转移。故建议患者应换线化疗，争取肿瘤缓解后，再考虑手术治疗。

肿瘤内科：三阴性乳腺癌具有侵袭性强预后差的特点。对于局部晚期乳腺癌，治疗上应该以全身治疗为主。三阴性乳腺癌新辅助化疗如果能获得病理完全缓解则显著改善患者预后。该患者紫杉蒽环类联合化疗 2 周期疾病进展，全身治疗失败，建议更改化疗方案，给予 GP 方案联合化疗。

📋 病例讨论

铂类药物在三阴性乳腺癌新辅助化疗中的地位尚有争议。虽然有几项研究提示在三阴性乳腺癌新辅助化疗中加用铂类药物可以提高 pCR 率，但术前含铂方案的加入能否转化成 DFS 或 OS 的获益尚不明确。因此，临床工作中对三阴性乳腺癌新辅助化疗还是常规推荐蒽环联合紫杉的方案，效果不理想再换用含铂方案。该患者 2 周期 TEC 方案后出现疾病进展，这时医生面临的选择是尽快手术？还是选用其他药物换药化疗？乳腺癌属于全身性疾病，系统治疗的价值越来越重要，而局部治疗价值有弱化的趋势。基于这样的考虑，对于这种新辅助治疗失败、存在腋窝淋巴结转移且影像评估无法确保可以进行 R0 切除的患者来说，局部治疗的价值非常有限，治疗上应该以全身治疗为主，因此，我们给该患者选择了换药化疗。该患者换用 GP 后，4 周期评价疗效为 PR。6 周期后肿瘤略有增大，选择手术治疗，尽管术后病理证实为阴性切缘且进行了局部放疗但短期仍然出现远处转移。该患者的历程再次证实了，如果没有找到有效的全身治疗手段，局部治疗的价值有限。

回顾该患者病史，患者术后短期内出现远处转移的原因除了肿瘤本身的生物学行为差有关外，还可能与以下两个因素有关。一是患者术前治疗过程中出现疾病进展，增加了乳腺癌远处播散的机会，如果换用 GP 方案 4 周期后，也就是二线治疗最佳疗效的时候接受手术治疗是否会有更好结果。临床医生面临的问题是无法在影像学

笔记

出现进展前确定最佳手术时机。而这个问题的解决依赖于循环血检测或影像学等评估手段的进步；另一个因素可能与该患者术后未能完成卡培他滨辅助治疗相关。CREATE-X/JBCRG-04 研究结果表明新辅助治疗后未达到 pCR 的 HER-2 阴性乳腺癌患者使用卡培他滨辅助治疗可以显著改善 DFS 及 OS，尤其对于三阴型患者获益更为明显。该患者术后接受局部放疗，未坚持口服卡培他滨治疗。尽管该患者不符合 CREATE-X/JBCRG-04 研究的入组标准，但对于此类紫杉、蒽环及铂类失败的三阴性乳腺癌，术后卡培他滨的强化治疗对降低局部及远处复发风险是非常必要的。

目前对于新辅助化疗未能取得明显降期效果的三阴性乳腺癌患者，各大指南除了建议可以换用含铂方案进行新辅助治疗以外，没能提供更具体的推荐，对于这部分患者术后辅助方案更没有推荐。考虑到乳腺癌属于全身性疾病，我们建议：如果患者二线治疗有效且毒性可耐受，应在术前完成所有计划周期化疗。而对二线治疗无效的患者，应该推荐患者尽早接受手术治疗，术后给予个体化全身治疗。

病例点评

该患者属于局部晚期三阴性乳腺癌，TEC 方案新辅助化疗后肿块增大，换用 GP 后曾经取得 PR 的效果。但 6 周期化疗后局部肿块就有增长趋势，应该说是属于未能找到有效的全身治疗手段就进行了手术的患者。术后短期复发这一情况再次说明了乳腺癌属于全身系统疾病，如果不能找到有效的系统治疗手段，局部治疗的价值尚需讨论。

参考文献

1. Hu XC，Zhang J，Xu BH，et al.Cisplatin plus gemcitabine versus paclitaxel plus gemcitabine as first-line therapy for metastatic triple-negative breast cancer（CBCSG006）：a randomised，open-label，multicentre，phase 3 trial.Lancet Oncol，2015，16（4）：436-446.

2. Von Minckwitz G，Schneeweiss A，Loibl S，et al.Neoadjuvant carboplatin in patients with triple-negative and HER2-positive early breast cancer（GeparSixto；GBG 66）：a randomised phase 2 trial.Lancet Oncol，2014，15（7）：747-756.

3. Tutt A，Tovey H，Cheang MCU，et al.Carboplatin in BRCA1/2-mutated and triple-negative breast cancer BRCAness subgroups：the TNT Trial.Nat Med，2018，24（5）：628-637.

（石　晶　李傲迪）

乳腺癌脑及骨髓转移

023 乳腺癌肝、脑转移

📋 病历摘要

【基本信息】

患者女，36 岁，未绝经，ECOG 评分：1 分。

主诉：确诊左乳腺癌伴肝、腋窝淋巴结及骨转移 3 年 11 个月，脑转移 2 年 7 个月。

目前诊断：左乳腺癌（Ⅳ期，肝、腋窝淋巴结、骨及脑转移）。

既往史：慢性乙型病毒性肝炎 20 余年。

家族史：否认肿瘤家族史。

【疾病特点】

HER-2 阳性晚期乳腺癌患者，就诊时存在肿瘤内脏危象。抗HER-2 靶向治疗效果显著。颅内进展后，联合适宜的局部治疗再次使患者生存获益。

【病史汇报】

患者 2013 年 11 月 3 日无诱因出现恶心、呕吐，肝脏彩超示：肝内多发结节。同时发现左乳正下方一质韧结节，大小约 1cm。PET-CT 示：①左侧乳腺内多个 FDG（脱氧葡萄糖）高代谢结节，恶性可能性大。②左腋窝多发 FDG 高代谢淋巴结，考虑转移。③多发骨转移瘤。④肝实质内多发稍低密度结节、肿块，FDG 代谢增高，符合恶性，考虑为弥漫性肝转移。2013 年 11 月 29 日行肝脏病变穿刺活检，病理：（肝脏）转移癌，符合乳腺癌来源。免疫组化：Hepatocyte（-），GCDFP15（+），ER（-），PR（-），HER-2（3+）。临床诊断：左乳腺癌（Ⅳ期，肝、腋窝淋巴结及骨转移）。因患者肝脏弥漫性转移，体能较差，ECOG 评分：2 分。2013 年 12 月 6 日行长春瑞滨联合曲妥珠单抗方案化疗 1 周期后，肝区、乳房包块均缩小，疼痛明显缓解，体能好转。改行长春瑞滨＋卡培他滨联合曲妥珠单抗方案（NXH）方案化疗 5 周期。6 周期结束后卡培他滨及曲妥珠单抗维持治疗，最好疗效为部分缓解（PR）。2015 年 3 月 14 日突发剧烈头痛、呕吐，站立不稳，颅脑增强 MR 提示内多发转移瘤，其余病灶未见进展，TTP：15 个月。经 MDT 会诊后，2015 年 4 月行全脑放疗，同步服用卡培他滨，症状完全缓解。2015 年 5 月开始予拉帕替尼联合卡培他滨治疗，最好疗效为部分缓解（PR），肝脏及腋窝淋巴结消失（图 42）。2016 年 9 月定期复查颅内病灶进展，无症状，颅外病灶维持部分缓解（PR）。2016 年 9 月 20 日行伽马刀治疗，继续拉帕替尼联合卡培他滨治疗。2017 年 10 月 11 日患者再次出现头痛、恶心症状，颅脑增强 MR 提示仅小脑可见孤立占位（图 43），颅外病灶维持部分缓解（PR）。2017 年 10 月 15 日提请乳腺癌多学科 MDT 会诊决定下一步治疗方案。

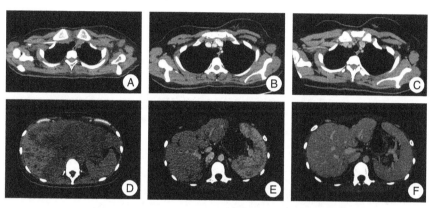

图 42　一线 NXH 方案化疗疗效达到部分缓解

注：A、D：NXH 方案化疗前；B、E：NXH 方案化疗 6 周期后；C、F：XH 方案维持化疗 8 周期后

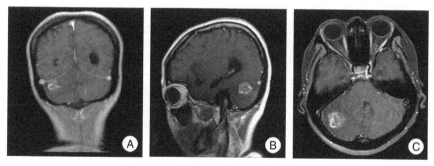

图 43　2017 年 10 月小脑复发病灶

注：A：颅脑增强 MR 冠状位；B：颅脑增强 MR 矢状位；C：颅脑增强 MR 横断位

【MDT 综合会诊意见】

患者为晚期乳腺癌患者，既往抗 HER-2 靶向治疗联合化疗对颅外病灶控制很好，多次颅内进展时先后应用全脑放疗及伽马刀治疗。

此次再次出现小脑孤立病灶，可行外科手术切除病灶。由于颅外病灶控制良好，目前不改变全身治疗方案，可继续抗HER-2靶向治疗。

【后续治疗及随访】

患者于2017年10月18日行小脑转移病灶手术治疗，术后病理：（右侧小脑）结合病史及免疫组化结果符合乳腺癌转移，ER（−），PR（−），HER-2（3+），Ki-67（80%+）。术后患者症状消失，继续应用拉帕替尼联合卡培他滨治疗，2018年7月复查颅内未见复发（颅外病灶维持PR）。

多学科讨论

肿瘤内科：患者为HER-2阳性晚期乳腺癌患者，抗HER-2靶向治疗联合化疗对颅外病灶控制疗效较好，目前仅有颅内进展，建议在内科治疗方案不变的同时采用局部治疗控制颅内病灶。

神经外科：患者颅内多发病变，考虑为乳腺癌脑转移。经系统化疗及全脑放疗后，颅外病灶稳定，颅内仅右侧小脑可见单发孤立病灶，占位效应明显，小脑区域空间狭小，且病灶进展可能性较大，尽早手术治疗有利于明确病理诊断、缓解症状、提高患者生活质量及延长生存期。神经外科认为该患者手术指征明确，建议行手术治疗。

影像科：颅脑MRI平扫及增强图像显示，右侧小脑半球可见类圆形稍长T1等T2、FLAIR稍低信号影，T2序列内见点状高信号影，病变周围及小脑蚓部可见片状长T1长T2、FLAIR高信号影，增强后病变可见明显强化，内可见点状低信号影，病变大小约2.2cm×2.0cm，第四脑室明显受压变窄。右侧小脑半球单发病灶，考虑为颅内转移可能性大，未见脑膜异常强化等转移征象。

放疗科：患者为初始Ⅳ期 HER-2 阳性晚期乳腺癌，颅外病变控制稳定，2015 年初发现脑转移后行全脑放疗，颅内进展后又曾行 SRS 治疗，此次再次出现小脑病灶进展，距离上次行 SRS1 年。对于这种颅外病灶稳定的患者，建议积极行局部治疗。但该小脑病灶体积较大，再次行放疗可能加重脑坏死的风险，对于这一类转移灶，外科手术可能获益更多，首选手术治疗。如手术后患者出现颅内其他新发病灶，可继续针对新发病灶行 SRS。或者如果新发病灶数量较多，因距离前次放疗时间较长，可慎重选择二次全脑放疗。

📋 病例讨论

HER-2 阳性乳腺癌是一类侵袭性强、恶性度高的乳腺癌亚型，占所有乳腺癌亚型的 20%。在曲妥珠单抗出现前，HER-2 阳性乳腺癌与三阴性乳腺癌"并驾齐驱"，预后非常差，但随着抗 HER-2 治疗的问世，其疗效及预后得到极大改善。数据显示，HER-2 阳性乳腺癌患者接受抗 HER-2 治疗的预后与 HER-2 阴性乳腺癌患者基本持平。

根据 2014 版 NCCN 指南及中国晚期乳腺癌临床诊疗专家共识的推荐，对于 HER-2 阳性的晚期乳腺癌患者，除非患者存在禁忌证，都应尽早开始抗 HER-2 治疗。一线抗 HER-2 治疗方案首选曲妥珠单抗联合帕妥珠单抗和紫杉类药物，帕妥珠单抗目前在中国尚未上市。除了联合紫杉醇、多西他赛以外，也可联合长春瑞滨、卡培他滨等化疗药物。既往研究显示：接受长春瑞滨联合曲妥珠单抗的患者与接受多西他赛联合曲妥珠单抗患者的总生存及疾病进展时间相似，但毒性更低且安全可耐受。针对本例患者，存在内脏危象，ECOG 评分：2~3 分，因此一线选用长春瑞滨联合曲妥珠单抗，化疗后患者体能迅速恢复，乳腺及肝脏肿物明显减小，疼痛完全缓解。后联合卡培他滨化疗（NXH 方案），最佳疗效为部分缓解（乳腺及肝脏肿物接近完全缓解），基线显著升高的肿瘤标志物降至正常。6 周期后，继续曲妥珠单抗联合卡培他滨维持治疗 1 年，病灶控制良好。

患者出现第一次颅内多发转移时，颅外病灶仍接近完全缓解。2014 年 ASCO HER-2 阳性晚期乳腺癌脑转移瘤患者管理建议指南提出，对于颅内弥漫多发病灶，推荐全脑放疗。全脑放疗后患者症状得到迅速缓解，在脑转移诊断时全身疾病没有进展的情况下，可不改变全身治疗的方法（证据级别低），但曲妥珠单抗是针对 HER-2 的大分子抗体，很难透过血脑屏障进入中枢神经，相比而言，拉帕替尼针对 HER-2 和 HER-1，是一个多靶点的药物，为口服的小分子化合物，更容易通过血脑的屏障。一项土耳其研究对比拉帕替尼联合卡培他滨对比曲妥珠单抗为主的方案治疗 HER-2 阳性脑转移的乳腺癌患者的疗效，接受拉帕替尼联合卡培他滨的患者中位总生存显著延长（19.1 个月 *vs.* 12 个月，*P*=0.039）。接受拉帕替尼联合卡培他滨及接受放疗均独立预测患者较长的生存。另有研究显示，曲妥珠单抗联合拉帕替尼双靶向治疗可延长脑转移患者的总生存期。本例患者不能承受双靶向治疗费用，选择口服拉帕替尼联合卡培他滨作为二线治疗。17 个月后再次颅内病灶进展，接受伽马刀治疗，而全身病灶一直维持部分缓解。再次出现孤立小脑转移时，经过综合评估病灶位置及可切除性后，患者接受了手术切除，继续拉帕替尼联合卡培他滨全身治疗。

总之，晚期 HER-2 阳性乳腺癌患者，一线采用曲妥珠单抗联合化疗方案，疗效显著。化疗后曲妥珠单抗维持治疗，可延长无进展生存时间。颅内进展后，抗 HER-2 治疗（拉帕替尼）联合化疗及局部治疗再次使患者生存获益，充分显示了抗 HER-2 治疗可改变

笔记

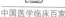

HER-2 阳性晚期乳腺癌的自然病程，从而显著延长患者的生存时间。

病例点评

　　本例为典型的 HER-2 阳性晚期乳腺癌患者，就诊时肿瘤负荷重，存在内脏危象。一线采用曲妥珠单抗联合化疗方案，疗效显著。化疗后曲妥珠单抗维持治疗，无进展生存时间长。颅内进展后，抗 HER-2 治疗（拉帕替尼）联合化疗及局部治疗再次使患者生存获益。抗 HER-2 治疗改变了 HER-2 阳性晚期乳腺癌的自然病程，显著延长了生存时间。

参考文献

1. Andersson M，Lidbrink E，Bjerre K，et al.Phase III randomized study comparing docetaxel plus trastuzumab with vinorelbine plus trastuzumab as first-line therapy of metastatic or locally advanced human epidermal growth factor receptor 2-positive breast cancer：the HERNATA study.J Clin Oncol，2011，29（3）：264-271.

2．Ramakrishna N，Temin S，Chandarlapaty S，et al. Recommendations on disease management for patients with advanced human epidermal growth factor receptor 2-positive breast cancer and brain metastases：American Society of Clinical Oncology clinical practice guideline.J Clin Oncol，2014，32（19）：2100-2108.

3．Kaplan M A，Isikdogan A，Koca D，et al.Clinical outcomes in patients who received lapatinib plus capecitabine combination therapy for HER-2-positive breast cancer with brain metastasis and a comparison of survival with those who received trastuzumab-based therapy: a study by the Anatolian Society of Medical Oncology.Breast Cancer, 2014, 21（6）: 677-683.

4. Yap YS, Cornelio GH, Devi BC, et al.Brain metastases in Asian HER2-positive breast cancer patients: anti-HER2 treatments and their impact on survival.Br J Cancer, 2012, 107（7）: 1075-1082.

（张凌云　何　欣）

024　乳腺癌肝、脑及脑膜转移

病历摘要

【基本信息】

患者女，47岁，已绝经，ECOG评分：1分。

主诉：右乳腺癌术后6年7个月，骨转移5年3个月，肝转移近2年，脑转移2个月，头痛2天。

目前诊断：右乳腺癌（Ⅳ期，骨转移、肝转移及脑转移）。

既往史：体健。

家族史：否认肿瘤家族史。

【疾病特点】

HER-2阴性乳腺癌复发转移后转为HER-2阳性乳腺癌，曲妥珠单抗治疗有效但出现脑及脑膜转移，鞘内化疗短暂有效后疾病进展。

【病史汇报】

患者2009年3月行右乳腺癌改良根治术，术中见肿物6cm，术后病理：浸润性导管癌和小叶癌混合型Ⅰ~Ⅱ级，胸肌间癌结节（1/3枚），腋窝淋巴结转移癌（4/8枚），ER（2+），PR（2+），HER-2（+），术后分期：pT3N2M0，ⅢA期。术后2009年4月至2009年8月行TAC方案术后辅助化疗3周期，因化疗导致3度肝功能损伤，拒绝化疗。予右胸壁及右锁骨区放疗25次。未规律服用他莫昔芬。2010年7月外院复查PET-CT发现骨转移（DFS：16个月），遂行一线诺雷德联合阿那曲唑内分泌治疗，同时予唑来膦酸治疗。2012年2月自诉因骨转移进展（PD）改为二线依西美坦内分泌治疗。2013年10月外院复查 PET-CT提示多发肝脏转移，提示疾病进展（PD），患者未行进一步治疗。2014年4月于我院行肝脏病灶穿刺活检，病理提示：（肝脏）乳腺癌转移，ER（±），PR（-），HER-2（2+），Ki-67（50%~70%+）（图44），HER-2 FISH：无扩增，HER-2/CEP17：1.4；HER-2单基因拷贝数：7.0（图44）（《中国2014版乳腺癌HER-2检测指南》尚未发布）。2014年4月至10月于我院三线TX方案化疗8周期，最佳疗效为部分缓解（PR）。化疗结束后予单药卡培他滨维持化疗4周期，并予唑来膦酸预防骨相关不良事件。2015年3月肝MRI提示肝脏多发转移较前进展（PD），部分椎体新发转移，血肿瘤标志物升高。2015年4月就诊于美国MD安德森癌症中心，复核我院原发灶及转移灶病理及免疫组化，结果无异议，建议给予艾日布林、吉西他滨或长春瑞滨化疗，未推荐抗HER-2靶向治疗。2015年4月予四线单药吉西他滨方案化疗2周期，评效为疾病进展（PD）。2015年6月15日五线行曲妥珠单抗联合NP方案化疗2周期，2周期后评效：肝脏病灶PR，颅脑出现新发病灶（PD），脑膜增厚，转移不除外。考虑患者脑转移无症状，暂未给予局部治疗，建议行腰椎穿刺检查，患者拒绝。考虑肝脏病灶缩小，继续曲妥珠单抗联合化疗。化疗后出现3度恶心呕吐、乏力，2度骨髓抑制，予补液、营养支持、升白细胞等对症处理后好转。第3周期始改为曲妥珠单抗+长春瑞滨方案化疗。2015年8月因患者出现头痛，颅脑MRI示颅内病灶进展（PD）（图45）。2015年8月22日提请乳腺癌多学科MDT会诊决定下一步治疗方案。

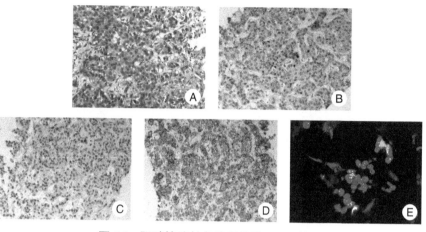

图 44　肝脏转移灶免疫组化及 FISH 结果

注：A：HE；B：ER（±）；C：PR（-）；D：HER-2（2+）；E：HER-2
FISH：HER-2 /CEP17 为 1.4，HER-2 单基因拷贝数为 7.0；A~E：×200

【MDT 综合会诊意见】

患者复发后肝脏病灶活检病理诊断为乳腺癌肝转移，且肿瘤生
物学行为发生变化，HER-2 由阴性转为 HER-2 阳性。患者肿瘤负
荷大已存在肝脏、骨、脑及脑膜多发转移。目前颅外病灶（肝脏）
控制良好，颅内病变进展，可以对颅内病灶局部放疗。建议行脑脊
液检查以明确是否存在癌性脑膜炎，若确立，应给予鞘内化疗控制
脑膜病变，缓解颅高压症状。因患者化疗不耐受，拒绝进一步化疗，
建议曲妥珠单抗联合拉帕替尼治疗。

【后续治疗及随访】

2015 年 8 月 23 日完善腰椎穿刺脑脊液查到腺癌细胞，予鞘内
化疗，具体为：腰椎穿刺鞘注阿糖胞苷 10mg+ 氨甲蝶呤 10mg+ 地
塞米松 5mg，2 次 / 周，8 次后改为 1 次 / 周，共 10 次，并予六线曲
妥珠单抗＋拉帕替尼治疗。治疗后患者头痛症状消失。出现 2 度腹泻，
对症处理后好转。2015 年 11 月 13 日因进行性头痛伴听力减退 1 周
入院。2015 年 11 月 17 日颅脑 MRI 示右侧额叶见不规则稍短 T1、

混杂 T2 信号团片影，大小约 27mm×25mm×23mm，边缘呈结节状改变，增强后可见不规则强化，周围可见大片状水肿带、小结节强化，相邻脑膜增厚强化，右侧缘皮层可见一等信号结节，周围可见水肿，增强后结节可见强化；右侧顶叶肿胀，增强后可见脑膜强化条状影；左侧额叶也可见脑膜强化；小脑蚓部即小脑幕脑膜也可见强化（图 45）。家属拒绝全脑放疗后出院，2015 年 12 月 7 日因脑转移死亡。复发后 OS：61 个月。

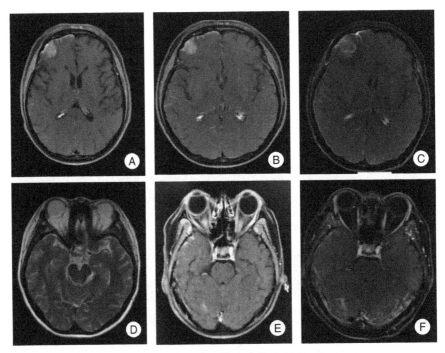

图 45　脑转移及脑膜转移变化（颅脑 MRI）

注：A、D：2015 年 8 月 4 日脑转移及脑膜转移；B、E：2015 年 9 月 25 日鞘内化疗后脑转移及脑膜转移；C、F：2015 年 11 月 17 日停止鞘内化疗后脑转移及脑膜转移

多学科讨论

肿瘤内科：患者初始诊断为 HR 阳性 HER-2 阴性乳腺癌，疾病

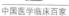

复发后转移灶再次活检，病理提示转换为 HER-2 阳性，ER 及 PR 阴性。这种分子标志物的转换决定了抗 HER-2 治疗为复发后的主要治疗手段。但曲妥珠单抗为大分子，透过血脑屏障能力较差，从而导致目前颅内外疗效的差异。因患者颅高压较重，建议腰椎穿刺明确有无脑膜转移。治疗上因患者无法耐受含铂方案化疗，建议全身治疗改为拉帕替尼联合曲妥珠单抗。

病理科：该病例 2009 年原发灶的病理显示 HER-2 免疫组化 1+，为 HER-2 阴性。2014 年肝脏出现转移灶，再次检测 HER-2 FISH 显示扩增。出现这种情况有几种可能，其中一种情况是由于 HER-2 判定标准的改变造成判定结果的不同。这几年随着抗 HER-2 治疗越来越成熟，对于 HER-2 检测结果的判定标准也一直在修订。2009 年中国执行的 HER-2 判定标准是根据 2007 年 ASCO/CAP 联合发表的 HER-2 检测指南制定的，是依据 HER-2/CEP17 的比值。若比值＞ 2.2 为阳性，1.8~2.2 之间为不确定，＜ 1.8 为阴性。而 2014 年患者出现肝转移病灶时，中国版乳腺癌 HER-2 的检测指南尚未更新。根据最新版的 HER-2 FISH 检测评分标准，比值≥ 2 即为阳性。而对于比值＜ 2 的病例，还要看 HER-2 的平均单个细胞拷贝数，若≥ 6 也为阳性；若拷贝数≥ 4 且＜ 6，为不确定；若＜ 4，则为阴性。新版指南不仅要看比值，还强调了细胞拷贝数的重要性，运用这一版本的标准则使 FISH 不确定和阳性的病例增加。本例虽然比值＜ 2，但细胞拷贝数达到 7，符合新版指南阳性标准。故增加了患者进行靶向治疗的机会。

影像科：颅脑 MR 平扫＋增强显示右侧额叶略不规则肿块影，T1 加权图像呈低信号，T2 加权图像呈高信号，增强后可见病变不规则强化，周围可见片状水肿带、小结节灶，相应脑膜增粗强化，右侧颞顶叶表面可见强化条状影，未见局部脑膜增厚。考虑为右侧额叶转移瘤，右侧病变周围及右侧颞顶叶表面多发脑膜强化，考虑脑实质伴脑膜转移可能性大。

放疗科：中国晚期乳腺癌临床诊疗专家共识 2015 版中提到，原则上对于多发脑转移或一般情况差和(或)伴有脑膜转移的局部治疗，首选在皮质激素和脱水等对症支持治疗基础上的全脑放疗。但该患者影像学不能除外软脑膜转移，如存在软脑膜转移，应行全脑＋全脊髓放疗，因患者预计生存期短，预后较差，全脑＋全脊髓放疗损伤较大，暂不建议放疗。可考虑鞘内注射化疗药控制局部症状，建议行脑脊液细胞学检查，以明确软脑膜转移诊断。

📋 病例讨论

大量研究证明，乳腺癌原发灶和转移灶存在时空异质性，转移灶的ER、PR和HER-2表达决定复发转移患者的治疗策略，因此，复发转移灶的再活检不仅有利于转移灶的病理确认，而且对于晚期乳腺癌的精准治疗尤为重要。本例患者肝转移灶活检后ER及PR转为阴性，HER-2基因扩增，由于HER-2的靶点"获得"使患者重新获得靶向治疗的机会。然而，患者肝脏转移灶活检取病理时，《中国2014版乳腺癌HER-2检测指南》尚未发布（该指南于2014年4月30日发布），因而患者在肝转移后没有尽早应用靶向治疗。尽管三线曲妥珠单抗联合NP方案治疗取得较好疗效，但患者很快发生脑转移。由此证明，全身治疗疗效不佳是导致脑转移发生的主要原因。

HER-2 阳性乳腺癌脑转移的治疗，2014 年 ASCO 的指南推荐在全身治疗的基础上，以局部治疗为主，包括手术、立体定向放疗及全脑放疗。脑膜转移是脑转移的特殊形式，预后差，致死率高。鞘内化疗是一种有效的治疗软脑膜转移的方法，最常用的鞘内注射化学药物是氨甲蝶呤和阿糖胞苷。该患者在发生脑实质转移伴脑膜转移时出现了严重颅高压症状，给予患者氨甲蝶呤联合阿糖胞苷鞘内化疗，患者颅高压症状迅速缓解，治疗有效。但因为患者同时合并颅内转移，鞘内注射治疗疗效有限，脑及脑膜转移迅速进展。这提示对此类患者，应该在脑膜转移症状控制后尽早全脑放疗。

HER-2 阳性晚期乳腺癌发生颅内转移时全身治疗方案是否需要调整，需要视颅外疾病控制情况而定。如果患者颅外疾病控制良好，仅有颅内进展，建议仅给予局部治疗，不更换靶向治疗药物。而在颅内外同时进展的情况下，建议更换全身的抗 HER-2 靶向治疗方案。拉帕替尼联合卡培他滨方案是一个针对 HER-2 阳性乳腺癌脑转移的全身性治疗，在一项单臂 II 期临床研究即 LANDSCAPE 研究中显示了 65.9% 的颅内控制率和 5.5 个月的中位 TTP，获得了长达 17 个月的总生存。这提示对于肿瘤负荷小且无症状的脑转移，拉帕替尼联合卡培他滨的方案可延迟放疗的使用。本例患者在发生脑转移时颅外疾病未进展，但由于患者无法耐受化疗毒性，故改用曲妥珠单抗联合拉帕替尼的治疗。尽管患者选择了能透过血脑屏障的药物，但 2 个月后颅内疾病再次进展，患者拒绝接受进一步抗肿瘤治疗，脑转移后生存时间为 4 个月。

脑转移是影响乳腺癌预后的重要并发症。尽管 HER-2 阳性乳腺癌脑转移自然病程短，但因为 HER-2 靶向治疗对全身治疗疗效好，局部治疗的选择仍然是影响患者生存的重要因素。因此，在全身治疗有效的前提下，在适当时机行局部治疗将给患者带来更大的生存益处。

病例点评

复发转移乳腺癌分子标志物会发生变化,建议对转移灶再活检,按照转移灶的分子分型及时改变治疗策略。HER-2 阳性晚期乳腺癌发生脑膜转移应该以局部治疗为主,鞘内化疗是控制脑膜转移症状的较好方法。对于合并颅内转移的脑膜转移患者应该在鞘内化疗症状控制后尽早进行全脑放疗。

参考文献

1. Ramakrishna N，Temin S，Chandarlapaty S.Recommendations on diseasemanagement for patients with advanced human epidermal growth factor receptor2-positive breast cancer and brain metastases：American Society of ClinicalOncology clinical practice guideline.J Clin Oncol，2014，32（19）：2100-2108.

2. Scott BJ，Oberheim-Bush NA，Kesari S.Leptomeningeal metastasis in breast cancer-a systematic review.Oncotarget，2016，7（4）：3740-3747.

3. Balduzzi S，Mantarro S，Guarneri V，et al.Trastuzumab-containing regimens for metastatic breast cancer.Cochrane Database Syst Rev，2014，（6）：CD006242.

（郑春雷　滕月娥）

025 乳腺癌肝、肺及脑转移

病历摘要

【基本信息】

患者女，53岁，已绝经，ECOG评分：1分。

主诉：右乳腺癌术后4年3个月，肺转移1年4个月，肝转移1年，脑转移2个月。

临床诊断：右乳腺癌（Ⅳ期，肺、肝及脑转移）。

既往史：体健。

家族史：否认肿瘤家族史。

【疾病特点】

HR阳性HER-2阳性晚期乳腺癌脑转移，应用拉帕替尼联合卡培他滨治疗，颅内外疾病均获得完全缓解。

【病史汇报】

患者2013年12月26日（外院）行右乳腺癌改良根治术，术后病理：浸润性导管癌Ⅱ级，肿物1.5cm，淋巴结转移（6/17枚）。免疫组化：ER（20%+），PR（30%+），HER-2（+），Ki-67（40%+）。术后分期：pT1N2M0，ⅢA期。2014年1月28日（外院）行CE×4-T×3方案化疗7周期，因乏力明显，未行第8次化疗。6周期后行右锁骨区及胸壁区放疗25次（DT=50Gy），2014年8月始规律口服他莫昔芬辅助内分泌治疗。2016年11月16日（外院）常规复查胸部平扫CT：双肺内见多发大小不等结节影。PET-CT：

双肺多发结节影伴纵隔淋巴结，均考虑恶性病变转移，DFS：35个月。确定诊断：右乳腺癌术后复发（Ⅳ期，肺、纵隔淋巴结转移）。2016年12月（复旦大学附属肿瘤医院）复核术后病理，结果：右乳浸润性导管癌Ⅲ级，可见少许导管原位癌成分，ER（60%+，弱），PR（50%+，中度），HER-2（3+），Ki-67（约80%+）。2016年12月于当地医院行一线多西他赛联合顺铂方案化疗4周期，4周期出现肝新发病灶，疾病进展。2017年3月22日始于我院二线曲妥珠单抗＋长春瑞滨（NH）方案化疗13周期，2周期评估疗效为肺内、纵隔淋巴结及肝脏病灶部分缓解（PR），6周期上述病灶接近完全消失（图46）。2周期后出现1度脱发，1度乏力。6周期后出现1度神经毒性，均可耐受。第8周期化疗后，出现4度粒细胞减少。

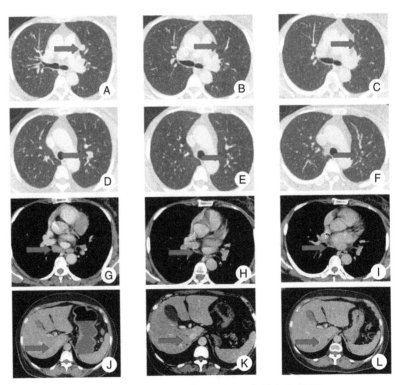

图46　二线NH方案化疗疗效获得完全缓解

注：A、D、G、J：NH方案化疗前；B、E、H、K：NH方案化疗2周期后；C、F、I、L：NH方案化疗6周期后

第9周期长春瑞滨减量（20%）后耐受性良好。13周期后患者出现视物模糊症状，2018年1月5日行颅脑MR提示：右颞叶出现转移结节，疾病进展（PD）。此时复查肺、腹增强CT提示颅外病灶接近完全消失。因颅外病灶治疗有效，继续NH方案化疗。外院行右颞病灶伽马刀放疗，共10次。2018年2月27日复查颅脑MRI示右颞叶病灶缩小，但出现多处新发病灶，2018年3月7日提请乳腺癌MDT会诊，讨论下一步治疗方案。

【MDT综合会诊意见】

患者目前脑转移进展，但颅外病灶治疗有效，原则上不建议更改抗HER-2靶向治疗方案。但患者颅内病灶负荷小，颅外病灶完全消失，预期患者抗HER-2靶向治疗获益时间较长。由于全脑放疗可能导致认知功能障碍，建议更换拉帕替尼+卡培他滨全身治疗，暂不建议全脑放疗。

【后续治疗及随访】

2018年3月19日始行三线拉帕替尼+卡培他滨方案化疗5周期，出现1度皮疹、1度手足综合征，未特殊处理。2周期后颅内病灶显著退缩，4周期接近完全消失（图47），颅外病灶仍维持接近完全消失。2018年7月随访，患者疾病仍无进展。

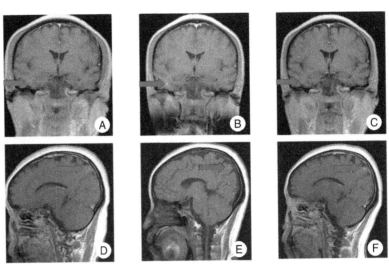

图 47　三线拉帕替尼 + 卡培他滨治疗后颅内病灶接近完全缓解

注：A、D：拉帕替尼 + 卡培他滨化疗前；B、E：拉帕替尼 + 卡培他滨化疗 2 周期后；C、F：拉帕替尼 + 卡培他滨化疗 4 周期后

📋 多学科讨论

肿瘤内科：HER-2 阳性晚期乳腺癌发生脑转移时全身治疗方案是否改变应该根据颅外疾病的进展情况。如果颅外疾病稳定，不建议更改抗 HER-2 靶向治疗方案。该患者发生脑转移时颅外疾病仍然维持完全缓解，曲妥珠单抗全身治疗有效。患者既往脑转移局部治疗失败，目前颅内进展且为多发病灶，考虑全脑放疗可能导致患者认知障碍的不良反应，建议更改拉帕替尼联合卡培他滨治疗，控制颅内疾病、推迟脑放疗的时间。

放疗科：对于单发脑转移 SRS 后颅内多处新发病灶的患者，原则上建议补充全脑放疗以控制颅内的其他转移瘤。但对于预计生存期较长的患者，也应考虑到全脑放疗的长期毒性，如迟发的认知功能障碍等。该患者为 HER-2 阳性乳腺癌，目前无颅高压症状，可考虑先使用可透过血脑屏障的药物拉帕替尼进行治疗，如疾病进展，

笔记

随时行全脑放疗。

病理科：对于 HER-2 的免疫组化检测，不同实验室使用的抗体克隆号不同，以及抗原修复方法及染色技术等差异，可能会导致最终染色结果不同。因此在不同医院检测结果有可能会不同。对于 HER-2（1+）、生物学行为差的乳腺癌患者，比如高核级、高 Ki-67 指数、淋巴结阳性、有转移、PR（-）及年轻患者，不仅有必要复核免疫组化结果，并且即使 HER（1+）也可以做 FISH 检测。

病例讨论

HER-2 阳性晚期乳腺癌首选抗 HER-2 靶向治疗联合化疗。CLEOPATRA 研究显示：曲妥珠单抗联合帕妥珠单抗加多西他赛一线治疗 HER-2 阳性晚期乳腺癌的中位生存时间达到 56 个月，M77OO1 研究显示：曲妥珠单抗联合多西他赛一线治疗 HER-2 阳性晚期乳腺癌的中位生存时间达到 31.2 个月。因此，曲妥珠单抗 ± 帕妥珠单抗加多西他赛化疗已经成为 HER-2 阳性晚期乳腺癌的标准治疗。然而，临床上如何在具有不同生物学行为的肿瘤患者中甄别 HER-2 阳性的乳腺癌患者是临床医生面临的难题。尽管 HER-2 的检测已经做到标准化，仍然有一些地区由于各种原因导致检测不准确。因此，NCCN 指南建议对复发转移灶尽可能再活检重新确定 HER-2 状态，对于不能再活检的患者应该对原发灶病理再复核，对于 HER-2（1+）具有不良生物学行为的乳腺癌应该做 FISH 检测以确定是否存在 HER-2 基因扩增。该患者在复发转移后复核病理确定为 HER-2（3+），因为经济原因在一线治疗仅用化疗未用靶向治疗，二线治疗应用曲妥珠单抗联合长春瑞滨疾病完全缓解。这充分证明：HER-2 阳性晚期乳腺癌抗 HER-2 靶向治疗带来的获益最大。对于

HR 阳性 HER-2 阳性晚期乳腺癌各大指南建议曲妥珠单抗联合化疗 6 至 8 周期有效后，可改为曲妥珠单抗联合内分泌治疗维持治疗。但该患者对曲妥珠单抗联合长春瑞滨的毒性可耐受，因此，对于一些化疗耐受性好的患者，曲妥珠单抗联合单药化疗直至疾病进展也是一种合理选择。

HER-2 阳性乳腺癌脑转移的治疗以局部治疗为主。当患者发生脑转移时一定要评估颅外疾病是否进展。对于颅外疾病同时进展的患者，指南建议更改抗 HER-2 靶向治疗药物。对于颅外疾病无进展的患者，建议不更换原来的靶向治疗方案。拉帕替尼是抑制 HER-1 和 HER-2 双靶点的小分子酪氨酸激酶抑制剂，具有较强的血脑屏障通透力。在一项单臂 II 期临床研究中显示：拉帕替尼联合卡培他滨治疗 HER-2 阳性乳腺癌脑转移，颅内控制率 65.9%，中位 TTP 为 5.5 个月，获得了长达 17 个月的总生存。这提示对于肿瘤负荷小且无症状的脑转移，拉帕替尼联合卡培他滨的方案可延迟脑部放疗的使用。本例患者初始颅内转移为单发病灶，给予伽玛刀治疗后颅内疾病进展，表现为无症状的多发小转移灶。考虑到患者颅外病灶接近完全消失，预计生存时间较长，未给予患者全脑放疗，给予拉帕替尼联合卡培他滨全身治疗。目前患者脑转移病灶显著退缩，颅外病灶仍接近完全消失。

HER-2 阳性晚期乳腺癌的治疗应该以全身治疗为主，抗 HER-2 靶向治疗应该贯穿治疗的始终。对于脑转移的治疗应该做到全身治疗和局部治疗的有机结合，相信更多的抗 HER-2 靶向治疗药物的问世将显著改善脑转移患者的预后。

📋 病例点评

曲妥珠单抗的问世改变了 HER-2 阳性晚期乳腺癌患者的自然病

程。临床实践中，对于复发转移乳腺癌要强调对转移灶穿刺再活检以确定 HER-2 状态。对于原发灶 HER-2（1+）乳腺癌，如果具有不良生物学行为，建议对原发灶 HER-2 免疫组化复核或 FISH 检测。HER-2 阳性乳腺癌脑转移应该以局部治疗为主。但对于无症状、肿瘤负荷较小的脑转移，拉帕替尼联合卡培他滨可以控制颅内外疾病进展，推迟全脑放疗时间，带来更好的生活质量。

参考文献

1. Ramakrishna N，Temin S，Chandarlapaty S，et al. Recommendations on disease management for patients with advanced human epidermal growth factor receptor 2-positive breast cancer and brain metastases：American Society of Clinical Oncology clinical practice guideline.J Clin Oncol，2014，32（19）：2100-2108.

2. 徐兵河，江泽飞，胡夕春，等 . 中国晚期乳腺癌临床诊疗专家共识 2016. 中华医学杂志，2016，22（96）：1719-1727.

3. Baselga J，Cortés J，Kim SB，et al.Pertuzumab plus trastuzumab plus docetaxel for metastatic breast cancer.N Engl J Med，2012，366（2）：109-119.

4. 江泽飞，邵志敏，徐兵河，等 . 人表皮生长因子受体阳性乳腺癌临床诊疗专家共识 2016. 中华医学杂志，2016，14（96）：1091-1095.

（滕月娥　李傲迪）

026 年轻乳腺癌肝、骨及骨髓转移

病历摘要

【基本信息】

患者女，未绝经，39岁，ECOG评分：1分。

主诉：左乳腺癌1年余，肝、右腋窝淋巴结、骨及骨髓转移1周。

目前诊断：左乳腺癌（Ⅳ期，肝、右腋窝淋巴结、骨及骨髓转移）。

既往史：体健。

家族史：否认肿瘤家族史。

【疾病特点】

HR阳性HER-2阴性年轻乳腺癌患者合并骨髓转移，一线内分泌治疗取得较好疗效。

【病史汇报】

2009年9月患者于我院行乳腺肿物穿刺活检，病理：（左乳）浸润性小叶癌，行TP方案新辅助化疗4周期，评效部分缓解（PR）。2010年1月6日于我院乳腺外科行左乳腺癌改良根治术，术后病理示：（左乳）浸润性小叶癌，肿物2.0cm，淋巴结转移（20/42枚）。免疫组化：ER（3+），PR（3+），HER-2（1+），Ki-67（40%+）。术后分期：ypT1N3M0，ⅢC期。术后TP×2周期辅助化疗及胸壁、左锁骨区放疗。2010年3月开始口服他莫昔芬内分泌治疗。2011年6月因腹部及腰背部疼痛，于我院行PET-CT示：肝门部及肝左叶内多发代谢活性升高灶，骨骼及骨髓多发FDG摄取增高，右腋窝淋

巴结代谢略增高，转移不除外。诊断为左乳腺癌（Ⅳ期，肝、右腋窝淋巴结、骨及骨髓转移），DFS：17个月。患者重度疼痛，NRS评分7分，ECOG评分：3分，白细胞计数 $4.24 \times 10^9/L$，血红蛋白浓度 50g/L，血小板计数 $58 \times 10^9/L$。骨髓活检示骨髓转移癌（图48），HER-2 FISH无扩增。为明确下一步治疗方案，2011年6月16日提交乳腺癌多学科MDT会诊。

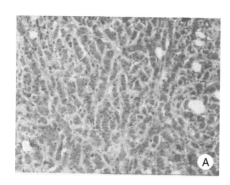 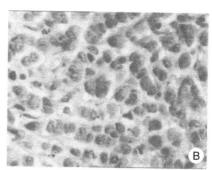

图 48　骨髓活检示骨髓转移癌

注：A：HE × 100；B：HE × 400

【MDT 综合会诊意见】

HR阳性HER-2阴性年轻乳腺癌患者，新辅助治疗获益，术后辅助内分泌治疗期间出现多部位转移及骨髓转移，伴骨髓功能抑制，无局部治疗指征，建议在对症支持治疗下应用全身性化疗。因为骨髓功能差，建议单药化疗，化疗有效后改为内分泌维持治疗。

【后续治疗及随访】

患者2011年6月15日在对症支持治疗下行单药化疗，给予长春瑞滨 30mg、d1 化疗1周期，同时予唑来膦酸治疗。因血小板降低，不能耐受静脉化疗，2011年7月25日始行一线戈舍瑞林联合来曲唑内分泌治疗10周期（表3）。患者疼痛明显好转，肝脏病灶评效PR，血常规逐渐恢复正常。2012年5月再次出现血小板下降，复查全腹增强CT示肝脏多发占位病变，评效疾病进展（PD）。2012年

笔记

5月21日始行二线单药紫杉醇周疗方案化疗3周期，2012年8月6日因腹胀症状加重，复查腹部CT增强提示肝脏病灶进展。考虑血小板4度降低，2012年8月14日行三线氟维司群内分泌治疗，同时给予单药脂质体阿霉素化疗1周期。2012年9月21日因头晕、头痛，右侧脸部麻木胀痛入院，头颅MR检查提示颅内占位，未继续进行治疗。患者于2012年10月16日因疾病进展死亡。复发后OS：16个月。

表3　戈舍瑞林联合来曲唑内分泌治疗后骨髓功能恢复及疼痛好转

诊断时间（月）	治疗前血象			输血（U）		KPS评分（分）	疼痛NRS评分（分）
	WBC（10^9/L）	Hb（g/L）	PLT（10^9/L）	RBC	PLT		
1	4.24	50	58	6	20	50	7
2	3.33	51	29	4	0	60	5
3	3.86	60	35	4	0	70	3
4	2.75	66	67	4	0	90	3
5	3.85	104	113	0	0	90	2
6	4.43	115	101	0	0	90	1
7	5.30	119	101	0	0	90	1
8	6.41	109	80	0	0	90	1

多学科讨论

肿瘤内科：年轻HR阳性、HER-2阴性乳腺癌患者，虽新辅助治疗获益，但并未达到病理完全缓解。术后病理示淋巴结20/42枚转移，分期较晚，术后内分泌治疗期间出现多部位转移及骨髓转移。患者目前骨髓功能不好，建议在对症支持治疗下应用单药化疗，若不耐受，可考虑换为内分泌治疗。

影像科：PET-CT示：肝门部及肝左叶软组织密度影，代谢活性增高，骨骼及骨髓多发代谢活性增高，考虑为恶性病变转移。CT示胸腰椎椎体骨质密度不均匀，可疑骨质破坏。

血液科：患者骨髓象显示：骨髓增生较活跃，大部分区域为一类幼稚阶段细胞单一增生，细胞大小不等，包浆较丰富，核大小不等，呈类圆形，染色质略粗，可见核仁，呈巢状、条索状或串珠状分布，诊断为骨髓转移癌。目前患者骨髓功能差为骨髓转移所致，血液科暂无特异治疗方法，建议在支持治疗的基础上积极抗肿瘤治疗。

📋 病例讨论

骨髓转移癌指髓外组织或器官中的恶性肿瘤转移到骨髓内，导致骨髓造血功能障碍。骨髓转移癌多继发于乳腺癌、前列腺癌、胃癌和肺癌等，小儿以神经母细胞瘤多见。临床表现以贫血最为常见，其次为血小板减少、骨痛、发热、出血等。骨髓转移癌的临床诊断依赖于骨髓细胞学检查，骨髓涂片检查找到癌细胞是骨髓转移癌确定诊断的依据。并不是所有的转移癌一次骨穿就能找到癌细胞，必要时将穿刺物沉渣染色检查或换部位穿刺再检。由于癌细胞浸润造成骨髓腔内细胞填塞或骨髓造血抑制细胞数过少，在穿刺时出现的"干抽"，或抽取时困难，或抽出物呈血水样，可作为骨髓转移癌的诊断参考指标之一。骨髓转移癌的骨髓象多表现为骨髓增生低下，低倍镜下常易见数量不等、成堆的转移癌（瘤）细胞，少数呈散在分布。骨髓转移性肿瘤实验室检查诊断中一个重要的线索是外周血涂片中发现幼红、幼粒细胞，这是骨髓病性贫血的特征之一。乳腺癌骨髓转移发生率没有确切的资料描述，但多数报道显示，此类患者预后较差。

骨髓转移癌治疗上以治疗原发癌为主，可借鉴的国内外经验很

笔记

少。治疗多个体化，减量的抢救性化疗（± 靶向治疗）联合最佳支持治疗可能有效。由于此类患者本身已存在骨髓癌细胞浸润而致的较高程度骨髓抑制，化疗药物的使用可能会加重患者骨髓抑制、增加患者的化疗风险，因此在化疗药物及方案的选择上，除了有效性外，更应注意患者的耐受性，采取预防措施以降低患者的化疗风险。单药方案因其较小的毒副反应更易被接受。对于激素受体阳性的乳腺癌骨髓转移患者，内分泌治疗也是可选择的策略之一，且与化疗相比，内分泌治疗更加温和，患者耐受性更好。但由于内分泌治疗起效较慢（多 2~3 个月见效），不利于危重患者的病情控制，在解救治疗中多将内分泌药物用于化疗结束后的维持治疗。同时，针对不同患者的分子分型，给予相应的靶向治疗方法应成为未来研究的主要方向。本例患者为 HR 阳性 HER-2 阴性年轻乳腺癌患者，一线单药长春瑞滨化疗，因骨髓抑制较重、不能耐受，后改为内分泌治疗，后续耐受良好。

骨髓转移癌属于不可测量病灶，缺少规范化的检查项目以及明确的定量指标。骨髓转移治疗的疗效评估也主要依赖于外周血象的变化，并参考骨髓穿刺活检结果。因此，骨髓转移的评价中应包含以下项目：①血常规。②骨髓穿刺及活检。③卡氏评分（治疗是否有效的早期指标）。④凝血功能（伴有 DIC 的患者）。⑤伴有骨转移的患者应行骨 CT、X 线检查是否有修复钙化。

本例患者在一线内分泌治疗后体能改善，骨痛症状明显缓解。输血频次及数量明显减少，血象恢复且骨髓穿刺未查到肿瘤细胞。一线治疗获得较长的无进展生存及较好的生活质量。此例患者的经验提示：尽管骨髓转移属于内脏危象，但往往伴随着骨髓抑制。对于 HR 阳性患者，内分泌治疗也是很好的选择。如何筛选内分泌获益的患者成为未来研究的方向。

笔记

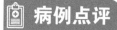 **病例点评**

乳腺癌骨髓转移患者预后较差，骨髓细胞学和骨髓活检检查是临床诊断转移癌的金指标。骨髓转移的治疗为最佳支持治疗联合全身治疗。减量单药化疗通常首选，对 HR 阳性 HER-2 阴性骨髓转移癌患者，内分泌治疗因其耐受性好也是很好的选择。本例患者通过内分泌治疗达到了较长的无进展生存。因此，对于伴骨髓转移的乳腺癌患者，一旦确诊，应结合患者的年龄、一般状况、病理类型、分子生物学特征及对化疗药物的敏感性和耐受性等多方面因素，进行个体化治疗。

参考文献

1. Shinden Y，Sugimachi K，Tanaka F，et al.Clinicopathological characteristics of disseminated carcinomatosis of the bone marrow in breast cancer patients.Mol Clin Oncol，2018，8（1）：93-98.

2. Demir L，Akyol M，Bener S，et al.Prognostic evaluation of breast cancer patients with evident bone marrow metastasis.Breast J，2014，20（3）：279-287.

3. Artac M，Koral L，Toy H，et al.Complete response and long-term remission to anti-HER2 combined therapy in a patient with breast cancer presented with bone marrow metastases.J Oncol Pharm Pract，2014，20（2）：141-145.

（张凌云　郭天舒）

027 乳腺癌肝、骨及骨髓转移

病历摘要

【基本信息】

患者女，54岁，未绝经，ECOG评分：1分。

主诉：左乳腺癌术后3年余，骨转移1年余，骨髓转移2周。

目前诊断：左乳腺癌（Ⅳ期，骨转移，骨髓转移）。

既往史：体健。

家族史：否认肿瘤家族史。

【疾病特点】

HR阳性HER-2阳性乳腺癌骨髓转移，应用抗HER-2靶向治疗持续获益。

【病史汇报】

患者2012年11月因左乳肿物于当地医院行左乳腺穿刺活检，病理：浸润性乳腺癌。免疫组化：ER（70%+），PR（-），HER-2（2+），FISH未做，Ki-67（20%+）。行术前TEC方案新辅助化疗4周期，评效为部分缓解（PR）。2013年3月行左乳腺癌改良根治术，术后病理：浸润性癌，考虑浸润性小叶癌，局部浸润性导管癌，肿物2.1cm，淋巴结转移（2/15枚）。术后分期：ypT2N1M0，ⅡB期。术后行TEC方案辅助化疗2周期。2013年5月始行左胸壁、左腋窝及左锁骨区放疗25次。放疗结束后开始口服他莫昔芬内分泌治疗。2015年2月患者因腰部不适于外院复查胸腰椎MRI发现多发骨转移可能性大，临床诊断：左乳腺癌（Ⅳ期，骨转移），DFS：23 个月。2015 年 2 月始行一线戈舍瑞林＋来曲唑内分泌治疗，同时予唑来膦酸骨保护剂治疗。2016 年 2 月复查血常规示血小板明显减少及贫血。行骨髓穿刺术，骨髓细胞形态学检查示骨髓转移癌（图 49）。临床诊断：左乳腺癌（Ⅳ期，骨转移，骨髓转移）。因患者术后病理 HER-2（+2），于我院做 FISH 检测。HER-2 FISH：扩增，HER-2/CEP17：4.1；HER-2 单基因拷贝数：8.6。为明确下一步治疗方案，2016 年 3 月 8 日提交乳腺癌多学科 MDT 会诊。

【MDT 综合会诊意见】

患者诊断为 Luminal B 型 HER-2 阳性乳腺癌，术后 2 年出现骨转移，行戈舍瑞林＋来曲唑内分泌治疗中出现血小板减少及贫血，骨髓穿刺证实骨髓转移。现患者骨髓功能差，建议抗 HER-2 靶向治疗联合紫杉醇单药化疗。

【后续治疗及随访】

根据 MDT 会诊意见，患者于 2016 年 3 月 10 日始行二线曲妥珠单抗＋紫杉醇化疗 8 周期，治疗后血小板逐渐恢复正常同时贫血改善（表 4），评效为非完全缓解（CR）、非疾病进展（PD）。8 周期化疗前骨髓穿刺结果示骨髓内未见转移癌细胞，骨髓转移完全缓解（CR）（图 49）。8 周期化疗后出现 2 度神经毒性（手足麻木持续不缓解）。2016 年 9 月 30 日始行曲妥珠单抗＋戈舍瑞林＋依西美坦内分泌维持治疗，评效为非 CR 非 PD。2017 年 3 月 7 日因经济原因停用曲妥珠单抗，单用内分泌治疗。2017 年 12 月 18 日复查 CT 示肝部弥散性转移可能性大，同时血常规示血小板明显减少及贫血，考虑疾病进展，新发肝转移，骨髓转移复燃。2017 年 12 月 22 日始至今行三线拉帕替尼＋卡培他滨化疗 10 周期，血小板逐渐恢复正常同时贫血改善（表5），评效为部分缓解（PR），肝脏弥漫性转移明显减少（图50）。2018年8月末次评效（9周期后）仍维持PR。

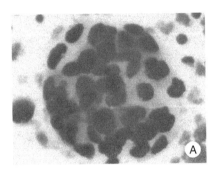 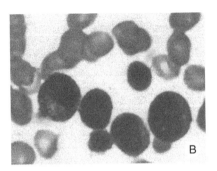

图49　二线曲妥珠单抗 + 紫杉醇化疗前后骨髓细胞检查结果对比

注：A：骨髓细胞检查证实骨髓转移癌；B：曲妥珠单抗 + 紫杉醇化疗后骨髓转移完全缓解；A~B：HE × 400

表4　二线曲妥珠单抗 + 紫杉醇化疗后血小板计数逐渐恢复正常同时贫血改善

日期	2016-2-27	2016-3-15	2016-3-25	2016-4-1	2016-4-9	2016-4-25
Hb（g/L）	61	85	90	85	73	91
PLT（×10⁹/L）	78	62	95	122	110	152

表5　三线拉帕替尼 + 卡培他滨化疗后血小板计数逐渐恢复正常同时贫血改善

日期	2017-12-19	2017-12-25	2018-1-13	2018-1-30	2018-2-9	2018-3-12
Hb（g/L）	79	104	83	86	82	88
PLT（×10⁹/L）	62	61	81	74	110	157

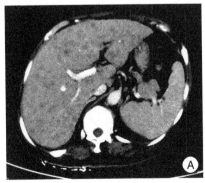 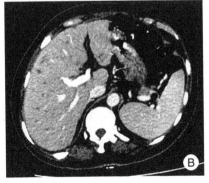

图50　三线拉帕替尼 + 卡培他滨化疗后肝脏病灶评效为部分缓解

注：A：拉帕替尼 + 卡培他滨化疗前；B：拉帕替尼 + 卡培他滨化疗6周期后

多学科讨论

肿瘤内科：骨髓转移为乳腺癌的内脏危象，多继发于乳腺癌骨转移。如果不治疗，患者中位生存时间约为 1.5 个月。该患者诊断为 Luminal B 型 HER-2 阳性乳腺癌，术后辅助治疗未应用曲妥珠单抗治疗，复发转移后一线内分泌治疗失败，目前骨转移进展合并骨髓转移，骨髓功能差，治疗上应以单药化疗为主，建议曲妥珠单抗联合紫杉醇单药化疗。

血液科：患者内分泌治疗过程中出现全血细胞减少，行骨髓穿刺术，骨髓细胞形态学检查示骨髓中可见典型转移癌细胞，骨髓转移诊断明确，建议继续抗肿瘤治疗。

影像科：腰椎 MR 平扫 + 增强见腰骶椎体内信号明显不均，可见多发斑片状长 T1 长 T2 信号影，增强扫描不均匀强化；扫描所及骨盆骨质也可见不均匀强化。腰骶椎及骨盆骨质信号改变，结合病史考虑转移癌可能大；患者同时有 L3~L4 椎间隙变窄，但未见确切脊髓压迫。

放疗科：该患者为乳腺癌多发转移，治疗上应该以全身治疗为主。若患者存在骨转移病灶引起的疼痛或脊柱病理性骨折发生的风险、影响生活质量，可以行局部姑息放射治疗。该患者目前弥漫性骨转移，无脊髓压迫风险，暂不建议局部放疗。

病例讨论

实体肿瘤骨髓转移多见于乳腺癌、肺癌、胃癌及前列腺癌。骨髓转移在复发转移性乳腺癌中相对常见。与 HR 阴性乳腺癌相比，HR 阳性复发转移性乳腺癌更易发生骨髓转移。此外，浸润性小叶癌的患者也更易发生骨髓转移。多项回顾性分析显示，乳腺癌患者从确诊到发生骨髓转移的中位时间为 36~51 个月，乳腺癌骨髓转移患者的中位生存时间为 6~17 个月。如复发转移性乳腺癌患者无任何原因出现两系或三系血细胞减少，应首先考虑骨髓转移的可能。骨髓穿刺或骨髓活检是诊断骨髓转移的金标准。本例患者经骨髓穿刺涂片确诊骨髓转移。对于乳腺癌骨髓转移，及时诊断和治疗有助于避免发生危及生命的血液学并发症。

HER-2 阳性是乳腺癌的独立预后因素，与 HER-2 阴性乳腺癌相比，HER-2 阳性乳腺癌术后更易发生复发转移。此外，与 HER-2 阴性患者相比，HER-2 阳性乳腺癌患者更早发生骨髓转移。乳腺癌骨髓转移的最佳治疗方案目前还不清楚。曲妥珠单抗＋帕妥珠单抗联合紫杉类药物是复发转移性 HER-2 阳性乳腺癌的一线标准治疗，但帕妥珠单抗尚未在国内上市。此外，目前尚无曲妥珠单抗联合帕妥珠单抗治疗 HER-2 阳性乳腺癌骨髓转移的报道。由于骨髓转移通常合并骨髓功能抑制，因此，对于像本例患者这样的初治 HER-2 阳性乳腺癌骨髓转移，曲妥珠单抗联合单药化疗是最佳的治疗选择。有个例报道显示，曲妥珠单抗单药即可有效治疗乳腺癌骨髓转移，应用曲妥珠单抗 4 周期后，骨髓转移所致全血细胞减少恢复正常。多个病例报道显示，紫杉醇每周方案联合曲妥珠单抗是治疗 HER-2 阳性乳腺癌骨髓转移的最常用方案，治疗后患者的生存时间可达 12~30 个月。本例患者确诊骨髓转移后，接受曲妥珠单抗＋紫杉醇单药治疗 8 周期，骨髓转移完全缓解，患者生存期明显延长。

对于晚期 HER-2 阳性乳腺癌，曲妥珠单抗治疗进展后，持续抑制 HER-2 通路能够带来生存获益。因此，一线曲妥珠单抗治疗疾病进展后，指南推荐二线继续使用抗 HER-2 靶向治疗。根据 EGF100151 研究和 GBG26 研究的结果，曲妥珠单抗治疗进展后，

笔记

患者可考虑的治疗策略有：选择拉帕替尼联合卡培他滨治疗；或继续使用曲妥珠单抗、更换其他化疗药物。EMILIA 研究证实，相对于拉帕替尼联合卡培他滨，单药 T-DM1 治疗有显著的 PFS 和 OS 获益，因此，该方案是国际上标准的抗 HER-2 二线治疗方案，但 T-DM1 目前尚未在国内上市。由于本例患者停用曲妥珠单抗不足 1 年即出现肝转移，同时血常规示血小板明显减少，考虑骨髓转移复发。同时患者合并弥漫肝转移，已发生内脏危象，予患者三线拉帕替尼联合卡培他滨治疗，患者病情迅速控制，肝转移最佳疗效达到部分缓解，血小板恢复正常。本例患者的治疗经验显示：伴发骨髓转移的患者同样从持续的抗 HER-2 靶向治疗中获益显著。

病例点评

骨髓转移是骨转移的少见并发症，临床治疗棘手。由于骨髓功能严重受损导致化疗风险大。对于 HER-2 阳性乳腺癌骨髓转移，首选抗 HER-2 靶向治疗联合单药化疗。曲妥珠单抗治疗进展后，拉帕替尼联合卡培他滨也能取得较好的疗效。抗 HER-2 靶向治疗应该是 HER-2 阳性乳腺癌骨髓转移的标准治疗。

参考文献

1. 中国临床肿瘤学会指南工作委员会. 中国临床肿瘤学会（CSCO）乳腺癌诊疗指南 2018.V1. 北京：人民卫生出版社，2018：76-78.

2. Shinden Y，Sugimachi K，Tanaka F，et al.Clinicopathological characteristics of disseminated carcinomatosis of the bone marrow in breast cancer patients.Mol Clin Oncol，2018，8（1）：93-98.

3. Demir L，Akyol M，Bener S，et al.Prognostic evaluation of breast cancer patients with evident bone marrow metastasis.Breast J，2014，20（3）：279-287.

4. Rossi A，Colantuoni G，Cantore N，et al.Complete response of severe symptomatic bone marrow metastases from heavily pretreated breast cancer with a 3-weekly trastuzumab schedule. A clinical case.Anticancer Res，2004，24（1）：317-319.

5. Xu L，Guo F，Song S，et al.Trastuzumabmonotherapy for bone marrow metastasis of breast cancer：A case report.Oncol Lett，2014，7（6）：1951-1953.

（赵　雷　石　晶）

028 乳腺癌肝、骨及骨髓转移

病历摘要

【基本信息】

患者女，49 岁，已绝经，ECOG 评分：1 分。

主诉：右乳腺癌术后近 10 年，左乳腺、肝及骨转移 2 年余，骨髓转移 2 天。

目前诊断：右乳腺癌（Ⅳ期，左乳腺、肝、骨及骨髓转移）。

既往史：体健。

家族史：否认肿瘤家族史。

【疾病特点】

Luminal A 型乳腺癌延迟复发，多线化疗及内分泌治疗后骨髓转移，单药多西他赛化疗病情控制，最终因脑及脑膜转移死亡。

【病史汇报】

患者 2007 年 6 月 6 日于当地医院行右乳腺癌改良根治术，术后病理：右乳浸润性癌（以浸润性小叶癌为主），肿物 3.0cm，淋巴结无转移（0/13 枚）。免疫组化：ER（1+），PR（2+），HER-2（-），Ki-67（部分细胞+）。术后分期：pT2N0M0，ⅡA 期。术后行 CEF 方案辅助化疗 6 周期。2007 年 9 月始口服他莫昔芬辅助内分泌治疗 5 年。患者 2014 年 5 月 7 日复查肝、胆、脾及乳腺超声示肝内低回声，考虑继发实质占位性病变可能性大，左乳腺实质占位性病变待除外（4 级）。2014 年 5 月 12 日入我科行左乳腺穿刺活检（肝

笔记

内较大病灶位置不适合穿刺,肝内其余病灶较小不适合穿刺),病理:左乳浸润性癌(考虑乳腺浸润性小叶癌,局部疑少量导管癌成分)。免疫组化:P63(-),SMA(-),E-cad(局灶弱+),P53(2+),ER(50%弱+),PR(90%+),HER-2(1+),Ki-67(15%+)。原右乳腺肿块于我院复核病理:ER(90%弱+),PR(90%+),HER-2(1+),Ki-67(15%+)。同时完善肺、腹增强CT示多发骨质异常改变,肝脏多发占位病变,考虑多发转移瘤可能性大。骨ECT示脊柱、双侧肋骨、骨盆骨代谢增高,恶性病变骨转移可能性大,临床诊断:右乳腺癌(Ⅳ期,左乳腺、肝及骨转移),DFS:6年11个月。2014年5月28日入我科行一线GT化疗6周期,并予唑来膦酸骨保护剂治疗,第1周期化疗后出现3度白细胞减少,4度粒细胞减少,并出现粒缺性发热,2度肝损伤。第2周期始行GT方案减量化疗,最佳疗效为部分缓解(PR)。2014年10月28日始行一线戈舍瑞林+来曲唑内分泌维持治疗。2014年12月18日行腹腔镜下全子宫及双侧卵巢输卵管切除,手术去势,术后停用戈舍瑞林,继续口服来曲唑维持治疗。2016年3月复查CT示疾病进展(PD),肝内病灶增大。2016年3月4日始行氟维司群二线内分泌治疗。2016年11月复查CT示PD(肝内病灶增多),行三线口服卡培他滨化疗2周期。2周期化疗后患者出现2度血小板减少及3度贫血,对症治疗后未见好转。2017年1月行骨髓穿刺术及骨髓活体组织检查术,2017年1月20日骨髓活检回报:骨髓转移癌(图51)。为明确下一步治疗方案,2017年1月22日提交乳腺癌多学科MDT会诊。

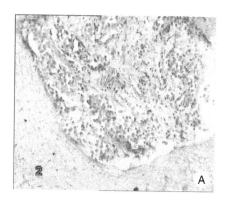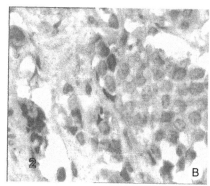

图 51　骨髓活检证实骨髓转移癌

注：A：HE×100；B：HE×400

【MDT 综合会诊意见】

患者为 Luminal A 型乳腺癌，术后 6 年出现多发内脏转移，曾经接受多线化疗及内分泌治疗均有效，获益时间较长，符合 Luminal 型乳腺癌特点。目前患者诊断骨髓转移，疾病进展快，属于内脏危象，需迅速控制病情，治疗上应该以化疗为主。考虑患者既往紫杉类药物有效，推荐单药多西他赛化疗。

【后续治疗及随访】

根据 MDT 会诊意见，患者于 2017 年 1 月 21 日始行四线单药多西他赛化疗 8 周期，第 1 周期多西他赛周疗方案（35mg/m²，d1，d8）。第 2 周期骨髓功能好转后改多西他赛 3 周方案（75mg/m²，d1），治疗后血小板逐渐恢复正常同时贫血改善（表 6），评效一直为疾病稳定（SD）（图 52）。2017 年 7 月因头痛及呕吐，颅脑 MR 示脑膜及脑干转移可能大，临床诊断：右乳腺癌（Ⅳ期，左乳腺、肝、骨、骨髓、脑及脑膜转移）。患者及家属拒绝行腰椎穿刺，仅行降颅压及营养支持等对症治疗，患者于 2017 年 8 月 15 日因脑及脑膜转移死亡。复发后 OS：32 个月。

表 6　四线多西他赛化疗后血小板计数逐渐恢复正常同时贫血改善

日期	2017-1-10	2017-2-1	2017-2-11	2017-2-19	2017-3-14	2017-4-26
Hb（g/L）	74	72	85	92	87	89
PLT（×10⁹/L）	54	61	83	139	131	129

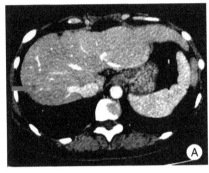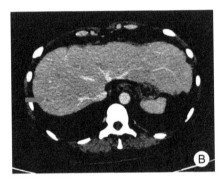

图 52　四线多西他赛化疗后评效为疾病稳定

注：A：多西他赛化疗前；B：多西他赛化疗 6 周期后

多学科讨论

肿瘤内科：晚期 Luminal A 型乳腺癌治疗上应该以内分泌治疗为主，患者在初次复发转移后经过两线内分泌治疗均有效，证明肿瘤的生物学特性为内分泌依赖性。但患者目前合并骨髓转移，属于内脏危象，暂不适合序贯内分泌治疗。考虑患者既往紫杉类化疗敏感，建议给予多西他赛周疗化疗，密切监测骨髓功能。

血液科：患者单药卡培他滨化疗 2 周期后出现 2 度血小板减少，对症治疗后未见好转。骨髓活检示骨髓中可见典型转移癌细胞。患者血小板减少考虑为骨髓转移所致，建议继续抗肿瘤治疗。

影像科：胸、腹部 CT 整体观察可见多发骨转移改变，部分胸腰椎体内多发骨质破坏区；双侧肱骨头、左侧肩胛骨关节盂可见局限性密度增高影；双侧部分肋骨骨质密度不均匀；双侧髂骨、骶骨、耻骨坐骨、股骨头多发骨质密度不均，局部可见骨质破坏。腹部MRI 另可见肝内可见多发小结节样稍长 T2 信号，增强扫描动脉晚期可见强化，门脉期及延迟期局部结节可见均匀强化，结合病史考虑为转移。

乳腺外科：患者 10 年前病理诊断为右乳浸润性小叶癌，免疫组化支持 Luminal A 型。此类型乳腺癌内分泌治疗敏感，较其他类型乳腺癌预后良好，且复发及转移多出现在 5 年后。患者 3 年前出现对侧乳腺肿物，穿刺病理诊断为左乳浸润性小叶癌，其病理类型及免疫组化均与原发肿瘤一致。因两次肿瘤有相似的生物学行为，故考虑左乳腺肿物来源于右乳腺癌的转移。患者 3 年内逐步出现肝、骨、骨髓转移，鉴于以上全身多处转移的情况，左乳腺行外科手术的意义不大，建议继续内科治疗。

📋 病例讨论

恶性肿瘤骨髓转移最常见于乳腺癌，其次为前列腺癌和肺癌。3%~52% 复发转移性乳腺癌伴有骨髓转移，骨髓转移更易发生于年轻、绝经前、腋窝淋巴结转移 3 个以上及有多发骨转移的患者。本例患者复发时即存在多发骨转移，最终在三线卡培他滨化疗时出现骨髓转移。

乳腺癌骨髓转移属于内脏危象，应该首选联合化疗。但骨髓转移患者通常合并严重的骨髓功能抑制导致联合化疗风险大，临床实践往往选择单药化疗。一项包含 62 例乳腺癌伴骨髓转移患者的回顾性分析显示，未接受化疗者的中位生存期仅 1 个月，而联合化疗组与单药化疗组的中位生存时间分别为 10 个月和 16 个月。既往研究显示，紫杉类单药周疗及减量的卡培他滨治疗乳腺癌骨髓转移安全

笔记

有效。一项病例报道显示，1 例乳腺癌骨髓转移伴重度骨髓抑制者，经紫杉醇单药每周方案化疗 8 周期后骨髓功能基本恢复正常，骨髓转移完全缓解，患者获得长期生存。一项对 5 例乳腺癌合并骨髓转移患者的回顾性分析显示，应用低剂量卡培他滨治疗，所有患者骨髓功能均好转且好转期均＞ 8 个月，2 例生存期＞ 22 个月且无骨髓相关并发症。本例患者接受单药多西他赛 3 周方案化疗后，血小板在 2 个月内逐渐恢复正常，疾病稳定 6 个月，提示骨髓转移单药化疗安全有效。

骨髓转移为不可测量病灶，常规影像学检查难以评估治疗效果。治疗过程中需要监测血常规的变化，如治疗有效，骨髓功能好转，血常规逐渐恢复正常。骨髓象及骨活检可以辅助判断治疗的疗效，但需要多点穿刺，且骨髓转移经治疗后达到完全缓解的病例较少，不作为临床常规推荐。骨髓转移患者如治疗前 PET-CT 提示骨髓出现代谢增高病灶，如治疗有效，复查 PET-CT 可见骨髓代谢增高病灶 SUV 恢复正常。

病例点评

伴有多发骨转移的晚期乳腺癌，在治疗过程中如果出现持续性的贫血和血小板减少时应考虑是否合并骨髓转移的可能，及时的骨髓穿刺或骨髓活检是诊断骨髓转移的金标准。骨髓转移属于内脏危象，疾病进展快，预后差。临床医生应该抓住治疗时机，尽早选择单药化疗。对于紫杉类敏感的患者，单药紫杉类化疗安全有效。

笔记

参考文献

1. 李文, 邱树升, 胡玮, 等. 乳腺癌合并骨髓转移一例并文献复习. 中华肿瘤防治杂志, 2016, 23 (22): 1514-1517.

2. 孙君重, 王丽青, 康欢荣, 等. 乳腺癌骨髓转移特点及治疗方法探讨. 中国骨肿瘤骨病, 2010, 9 (3): 223-226.

3. 王雯邈, 徐兵河, 王佳玉, 等. 乳腺癌骨髓转移伴重度骨髓抑制治疗后长期生存一例并文献回顾. 中国肿瘤临床与康复, 2012, 19 (1): 75-77.

4. Ardavanis A, Kountourakis P, Orphanos G, et al.Low-dose capecitabine in breast cancer patients with symptomatic bone marrow infiltration: a case study.Anticancer Res, 2008, 28 (1B): 539-541.

5. Ballot J, Mcdonnell D, Crown J.Successful treatment of thrombocytopenia due to marrow metastases of breast cancer with weekly docetaxel.J Natl Cancer Inst, 2003, 95 (11): 831-832.

（赵 雷 石 晶）

特殊病理类型乳腺癌

029 乳腺黏液腺癌胸膜转移

病历摘要

【基本信息】

患者女，46岁，未绝经，ECOG评分：0分。

主诉：右乳腺癌术后近5年，胸膜及多发软组织转移半年余。

临床诊断：右乳腺癌（Ⅳ期，胸膜、胸壁、心膈角淋巴结、膈肌角淋巴结转移）。

既往史：体健。

笔记

家族史：爷爷患肺癌。

【疾病特点】

黏液腺癌为主的 HR 阳性 HER-2 阴性晚期乳腺癌，他莫昔芬继发性耐药，二线应用卵巢功能抑制联合氟维司群持续获益，疗效接近完全缓解（CR）。

【病史汇报】

2010 年 3 月患者因右乳肿物就诊于辽宁省肿瘤医院，行右乳腺癌改良根治术，病理：黏液腺癌为主，局部浸润性非特殊性癌，肿物 4cm，淋巴结转移（3/19 枚），ER（2+），PR（2+），HER-2（1+）（图 53），分期：pT2N1M0，ⅡB 期。术后拟行 TAC 方案，因多西他赛过敏改 AC 方案化疗 2 周期，后因 ST 异常改 CE 方案化疗 4 周期，化疗结束行同侧胸壁、锁骨区放疗 25 次，他莫昔芬口服 4 年，因疾病复发停药。2014 年 6 月患者 PET-CT 提示胸膜、胸壁、心

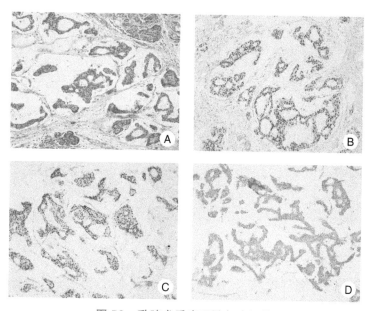

图 53 乳腺术后病理及免疫组化

注：A：HE；B：ER（2+）；C：PR（2+）；D：HER-2（1+）；A~D：×200

膈角淋巴结、膈肌角淋巴结转移，DFS：51 个月。一线给予 GP 方案化疗 4 周期，最佳疗效稳定（SD），2014 年 9 月结束化疗。2015年 1 月就诊于我科，影像学提示疾病进展，TTP：7 个月。2015 年 1月 6 日提请乳腺癌多学科 MDT 会诊决定下一步治疗方案。

【MDT 综合会诊意见】

患者为激素受体阳性乳腺癌多发内脏转移，无局部治疗适应证，应该以全身治疗为主。患者病理诊断为黏液腺癌，内分泌治疗为其主要治疗手段。患者一线化疗进展，建议卵巢功能抑制联合芳香化酶抑制剂，或卵巢功能抑制联合氟维司群内分泌治疗。

【后续治疗及随访】

2015 年 1 月患者参加一项在辅助内分泌治疗期间或治疗后复发的激素受体阳性的绝经前和围绝经期晚期乳腺癌中，比较戈舍瑞林联合高剂量氟维司群与戈舍瑞林联合阿那曲唑作为晚期一线内分泌治疗的随机、开放、多中心研究（PROOF）。被随机入戈舍瑞林联合氟维司群组。戈舍瑞林 3.6mg 每 28 天皮下注射，氟维司群500mg 每 28 天肌注（第 1 个月的第 14 天增加 1 次 500mg 氟维司群注射）。入组后 12 个月后疗效部分缓解（PR），26 个月后疗效接近完全缓解（CR）（图 54），至 2018 年 7 月患者仍维持完全缓解（CR）。

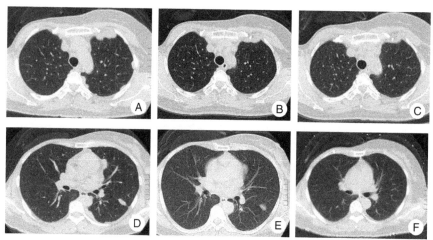

图 54 二线氟维司群联合戈舍瑞林内分泌治疗疗效接近完全缓解

注：A、D：氟维司群联合戈舍瑞林治疗前；B、E：氟维司群联合戈舍瑞林治疗 12 个月；C、F：氟维司群联合戈舍瑞林治疗 26 个月

多学科讨论

肿瘤内科：患者为绝经前 HR 阳性 HER-2 阴性晚期乳腺癌，疾病特点显示：软组织转移伴有无症状内脏转移、无病生存时间超过 2 年、病理以黏液腺癌为主、既往他莫昔芬继发性耐药，属于内分泌治疗获益人群。初次复发时应首选内分泌治疗。而患者于外院接受化疗，最佳疗效 SD，一线 TTP 为 7 个月，现患者疾病进展，应选择内分泌治疗。患者未绝经，应同时联合卵巢功能抑制，可以选择的药物有芳香化酶抑制剂或氟维司群。

病理科：乳腺黏液癌分为单纯型和混合型两种亚型，单纯型中只有黏液癌成分（至少＞90%），缺乏其他浸润癌成分；混合型除黏液癌外，尚有多少不等的另一种浸润癌成分。单纯型多发生于老龄患者，常伴较低的淋巴结转移率、较小的肿瘤、高激素受体阳性率、低 HER-2 扩增和低 Ki-67 阳性指数等特征，很少出现局部和远处复

笔记

发。混合型黏液癌的预后较差，淋巴结转移率也较单纯黏液癌更高。该患者病理为黏液腺癌为主、局部浸润性非特殊性癌，为混合型黏液癌。

影像科：胸部 CT 扫描显示左侧胸膜多发结节样增厚，分别于左侧胸膜下、纵隔旁及叶间胸膜内形成多发大小不等结节影，边缘光滑，突入胸腔，邻近肋骨未见异常，双肺内未见确切异常病灶。本例患者以胸膜改变为主要表现，而这类胸膜改变为较典型的胸膜转移表现，结合乳腺癌病史，尽管未做进一步增强检查，仍考虑为胸膜转移可能性大，建议进一步活检证实。

病例讨论

乳腺黏液癌是一种预后较好的病理类型，以小而一致的肿瘤细胞团漂浮在大量的细胞黏液中为特征，通常为 ER 和 PR 阳性，雄激素受体表达水平较低，HER-2 也没有扩增，对内分泌治疗敏感。根据肿瘤中是否存在不含有黏液的其他乳腺癌成分，乳腺黏液癌分为单纯型和混合型两种亚型。单纯型多发生于老龄患者，很少出现局部和远处复发；混合型黏液癌的预后较差，淋巴结转移率也较单纯黏液癌更高。该患者病理为黏液腺癌为主、局部浸润性非特殊性癌，为混合型黏液癌，初始诊断时伴淋巴结转移，后出现远处转移，预后相对单纯型较差。

根据 ESMO 晚期乳腺癌国际共识（ABC3）指南，激素受体阳性的晚期乳腺癌优选内分泌治疗，除非患者对内分泌耐药或出现内脏危象。而对于绝经前患者，建议采用卵巢去势后，按照绝经后女性的内分泌治疗方案进行治疗。P025、0027/0030 等研究结果显示，芳香化酶抑制剂（AI）较他莫昔芬可延长绝经后激素受体阳性晚期乳腺癌的无进展生存期，奠定了 AI 既往一线治疗的金标准。随着氟维司群的出现，AI 的地位开始出现了变化。FIRST、FALCON 等研究结果显示，氟维司群的疗效优于 AI，氟维司群已经成为绝经后 HR 阳性乳腺癌的一线标准治疗。然而，氟维司群在绝经前女性患者中的研究甚少，卵巢功能抑制（OFS）联合氟维司群对比 OFS 联合 AI 孰优孰劣尚不清楚。因此，PROOF 研究目的即在于明确绝经前晚期乳腺癌患者的最佳内分泌治疗策略。目前 CDK4/6 抑制剂也已经被批准用于激素受体阳性 HER-2 阴性晚期乳腺癌的治疗。PALOMA-1、PALOMA-2 等试验显示 CDK4/6 抑制剂联合 AI 一线治疗可进一步延长 PFS，为患者带来获益，但也增加了嗜中性粒细胞减少、白细胞减少、贫血和疲劳等不良反应。该患者为激素受体阳性黏液癌，内分泌治疗更加敏感。但患者应用氟维司群联合戈舍瑞林初始疗效 SD，12 个月后才达到 PR，26 个月时疗效接近 CR。这种对内分泌治疗缓慢起效、长久获益的特点提示：在以后的内分泌治疗过程中要耐得住寂寞，病灶稳定不能轻易换药。

目前各大指南都不推荐卵巢功能抑制期间常规监测雌激素水平，更不建议根据所检测的激素水平来决定治疗方案。患者入组的该临床研究要求每 12 周化验血清 E2（雌二醇）及 FSH（促卵泡素）。而患者的 E2 一直处于较高的水平（图 55），氟维司群与 E2 有相似的分子结构，应用氟维司群治疗会导致血清 E2 检测值显著升高，为假性升高。因此，绝经前晚期乳腺癌应用氟维司群期间也不建议监测雌激素水平。

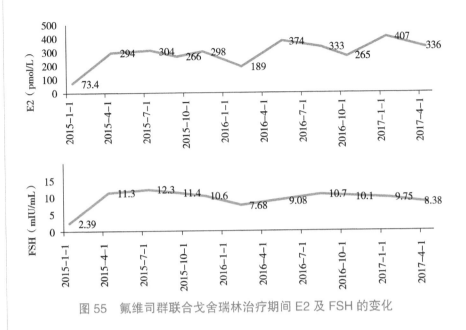

图 55 氟维司群联合戈舍瑞林治疗期间 E2 及 FSH 的变化

病例点评

　　HR 阳性晚期黏液腺癌疾病进展缓慢，对内分泌治疗较敏感，应该首选内分泌治疗。卵巢功能抑制联合芳香化酶抑制剂是绝经前 HR 阳性晚期乳腺癌的一线标准治疗，卵巢功能抑制联合氟维司群一线治疗是否优于联合芳香化酶抑制剂等待临床研究的最终结果。对于内分泌治疗，临床医生应该以远期疗效为终极目标，疾病稳定不应该轻易换药，"细水常流"才能"延年益寿"。

参考文献

　　1. Ellis M J，Llombart-Cussac A，Feltl D，et al.Fulvestrant 500 mg versus anastrozole 1 mg for the first-line treatment of advanced breast cancer：overall survival analysis from the phase Ⅱ fIRST study.J Clin Oncol，2015，33（32）：3781-3787.

2. Robertson JFR，Bondarenko IM，Trishkina E，et al.Fulvestrant 500 mg versus anastrozole 1 mg for hormone receptor-positive advanced breast cancer（FALCON）：an international，randomised，double-blind，phase 3 trial.Lancet，2016，388（10 063）：2997-3005.

3. Finn RS，Crown JP，Lang I，et al.The cyclin-dependent kinase 4/6 inhibitor palbociclib in combination with letrozole versus letrozole alone as first-line treatment of oestrogen receptor-positive，HER-2-negative，advanced breast cancer（PALOMA-1/TRIO-18）：a randomised phase 2 study.Lancet Oncol，2015，16（1）：25-35.

4. Finn RS，Martin M，Rugo HS，et al.Palbociclib and letrozole in advanced breast cancer.N Engl J Med，2016，375（20）：1925-1936.

5. Berger D，Waheed S，Fattout Y，et al.False increase of estradiol levels in a 36-year-old postmenopausal patient with estrogen receptor-positive breast cancer treated with fulvestrant.Clin Breast Cancer，2016，16（1）：e11-13.

（时　莎　张凌云）

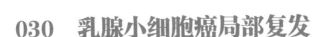

030　乳腺小细胞癌局部复发

病历摘要

【基本信息】

患者女，55 岁，已绝经，ECOG 评分：1 分。

主诉：左乳腺癌术后 10 个月，发现左侧胸壁及左锁骨下淋巴结转移 6 个月。

临床诊断：左乳腺癌局部复发（rT2N3M0，ⅢC 期）。

既往史：体健。

家族史：姐姐于 45 岁确诊乳腺癌，舅舅于 60 岁确诊乳腺癌。

【疾病特点】

原发性乳腺小细胞癌是乳腺神经内分泌肿瘤的一种罕见类型，疾病生物学行为差，当合并浸润性导管癌时术后应该按照小细胞肺癌的方案治疗。

【病史汇报】

患者于 2015 年 1 月 27 日就诊当地医院行左乳腺癌改良根治术，术后病理：浸润性导管癌（高分化，约占 35%）合并小细胞癌（约占 65%），肿物 2.0cm，淋巴结未见转移（0/19）。浸润性导管癌的免疫组化：ER（-），PR（-），HER-2（-），Ki-67（70%+），CgA（-），EGFR（+），TTF-1（-）（图 56）。小细胞乳腺癌的免疫组化：ER（-），PR（-），HER-2（-），Ki-67（90%+），CD56（+），Syn（+），TTF-1（-）（图 57）。术后分期：pT1N0M0，ⅠA 期。术

笔记

后接受 CE×4 周期序贯 T×3 周期辅助化疗。2015 年 5 月患者触及
左胸壁数个硬性结节，行超声引导下左胸壁及左锁骨下肿物穿刺活
检，病理诊断：（胸壁占位穿刺）恶性肿瘤，结合临床病史及免疫
组化结果符合转移性小细胞癌。锁骨下淋巴结细针穿刺病理查到癌
细胞。免疫组化：ER（–），PR（–），HER–2（–），Ki–67（80%+），

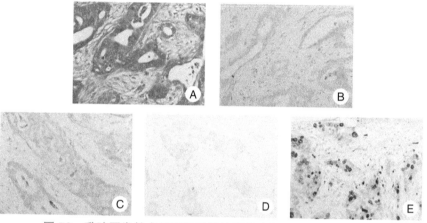

图 56　乳腺原发灶术后病理浸润性导管癌部分 HE 和免疫组化

注：A: HE；B: ER（–）；C: PR（–）；D: HER–2（–）；E: Ki–67（70%+）；
A~E：×200

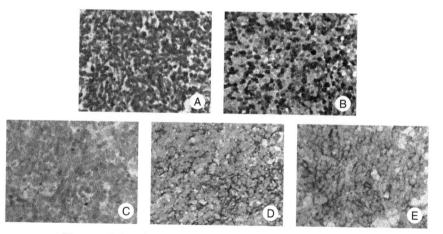

图 57　乳腺原发灶术后病理小细胞癌部分 HE 和免疫组化

注：A: HE；B: Ki–67（90%+）；C: TTF–1（–）；D: Syn（+）；E: CD56（+）；
A~E：×400

CD56（弱＋），Syn（＋），GATA3（－），TTF-1（－）（图 58）（DFS：4 个月）。疾病复发后给予一线 EP 方案化疗 3 周期，2 周期评效示疾病稳定（SD）。2015 年 11 月 10 日提请乳腺癌 MDT 团队会诊决定下一步全身治疗方案。

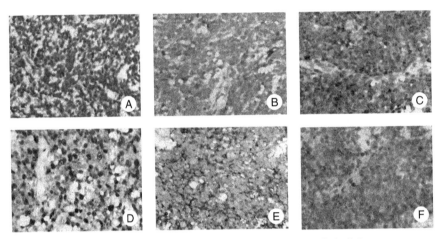

图 58　胸壁复发病灶穿刺病理示：均为小细胞癌成分

注：A：HE；B：ER（－）；C：PR（－）；D：Ki67（80%＋）；E：Syn（＋）；F：TTF-1（－）；A~F：×400

【MDT 综合会诊意见】

患者诊断乳腺原发性小细胞癌合并浸润性导管癌，术后胸部局部复发的病理类型为小细胞癌。考虑患者复发后已行 EP 化疗 3 周期，2 周期后评效示疾病稳定（SD），无远处转移，建议继续 EP 方案化疗并同步局部放疗。

【后续治疗及随访】

患者 MDT 会诊后行 EP 方案化疗同步局部肿物放疗仅 4 次（8Gy），后因血小板减少而停止放化疗，给予最佳支持治疗。2016 年 3 月 3 日肺、腹 CT 检查提示全身多发骨、肝脏、胸膜、膈肌转移，2016 年 3 月 9 日骨髓穿刺及活检确定骨髓转移，2016 年 3 月 20 日患者因疾病进展死亡。复发后 OS：10 个月。

多学科讨论

影像科：局部 MRI 平扫及增强结果提示左前胸壁至左侧胸壁皮下见多发大小不等长 T2 信号结节影，部分相融合，最大者位于外侧，大小约 28.8mm×17.7mm，外壁不规整，中心可见囊变坏死。增强扫描各病灶呈明显强化，较大者动脉期强化明显。以上胸壁多发结节，考虑为恶性病变，但病变与胸壁关系密切，部分深入胸壁内，考虑根治性切除困难。

病理科：乳腺小细胞癌非常罕见。在 2003 版 WHO 乳腺肿瘤分类中归属于神经内分泌肿瘤。其形态学特征类似于消化道和肺部的神经内分泌肿瘤（NEN）；组织学、免疫组化及电镜下具有神经内分泌特征的癌，其中 50% 以上的肿瘤均不同程度表达神经内分泌标志物。为了与胃肠道和肺神经内分泌肿瘤分类相一致，2012 版乳腺肿瘤新分类将神经内分泌癌重新命名为"伴有神经内分泌特征的癌"，其亚型包括高分化神经内分泌癌、低分化神经内分泌癌（小细胞癌）和伴有神经内分泌分化的浸润性癌。小细胞型神经内分泌癌的组织形态无法与肺小细胞癌区分，浸润性实性生长，胞质少，核深染，核分裂象易见。乳腺小细胞癌可伴有原位癌成分和非小细胞癌成分（如浸润性导管癌），其预后比浸润性导管癌差。复发和转移率都较浸润性导管癌高。

乳腺外科：患者病理诊断为左乳浸润性导管癌合并小细胞癌且以小细胞癌为主。乳腺小细胞癌属于神经内分泌型乳腺癌的一种亚型，是乳腺恶性肿瘤更为罕见的临床病理类型。该恶性肿瘤恶性程度高，临床过程发展迅速，不仅肿瘤增大较快且易发生淋巴结转移和远处转移，术后 5 年生存率极低。患者目前出现胸壁多处复发及锁骨下淋巴结转移，不排除伴有远处转移，外科手术已意义不大。

患者目前 EP 方案化疗 2 周期后评效疾病稳定，可继续 EP 方案化疗，并可同步局部放疗。

放疗科：乳腺原发性小细胞癌（SCC）是一种极其罕见且极具侵袭性的肿瘤，其特征往往是疾病进展快，预后差。由于此类肿瘤罕见且缺乏标准治疗，目前仅有病例报告可参考。对于放疗的敏感性尚无研究可参考，但考虑到这种类型的乳腺癌的生物学特征与小细胞肺癌相似，局部放疗也许会比较敏感。患者使用 EP 方案化疗后评效稳定，可以在化疗同时给予局部放疗。

肿瘤内科：患者病理诊断乳腺小细胞癌伴有浸润性导管成分，术后短期局部复发，病理穿刺证实为小细胞癌。乳腺原发小细胞癌预后差，治疗上应该以全身治疗为主。目前患者按照小细胞肺癌治疗病情稳定，且病灶局限于胸壁，可继续给予 EP 方案化疗同步局部放疗。

病例讨论

原发性乳腺小细胞癌属于神经内分泌型乳腺癌的一种亚型，是乳腺恶性肿瘤更为罕见的临床病理类型。目前该病主要依靠组织形态和免疫组化结果共同诊断。光镜下原发性乳腺小细胞癌分化程度低，癌细胞为圆形、短梭形或燕麦形，肿瘤细胞核可见致密染色质，胞浆少，呈浸润性生长。CgA、Syn 和 CD56 是诊断神经内分泌癌常用分子标志物，当其中 2 个标志物阳性率＞50%，结合镜下形态学特点即可确诊。此外还需结合临床影像学，在排除其他部位的原发小细胞神经内分泌癌后可诊断。原发性乳腺小细胞癌的预后较差，与小细胞肺癌患者的总生存时间相似，其临床过程发展迅速，不仅肿瘤增大较快且易发生淋巴结转移和远处转移，术后 5 年生存率极低。但因原发性乳腺癌小细胞癌病例数较少，目前尚无大样本研究发现其预后相关的临床病理学指标和生物学指标。

原发性乳腺小细胞癌通常具有很强的侵袭性，目前尚无针对该类疾病的标准治疗，手术治疗仍然是早期乳腺小细胞癌的主要手段。辅助治疗方案的选择因缺少循证医学证据尚有争议。既往有部分病例报道认为乳腺小细胞癌可根据乳腺癌辅助治疗给予蒽环、紫杉为主的方案。近年来也有学者认为乳腺小细胞癌为未分化的神经内分泌癌，辅助化疗方案应以 EP 方案为主。本病例病理诊断在小细胞癌的基础上含有少部分浸润性导管癌成分，术后辅助化疗方案选择含蒽环、紫杉的辅助化疗方案，化疗后短时间内出现疾病复发，并未从辅助化疗中的获益。因此，对于乳腺小细胞癌伴有乳腺浸润性癌的患者，应该按照生物学行为最差、预后差的病理类型选择辅助化疗方案。

对于晚期乳腺小细胞癌的治疗方案主要以化疗为主，EP 方案为常用方案。最近的研究发现，伊立替康是治疗小细胞肺癌的关键性药物，伊立替康和依托泊苷联合方案对小细胞肺癌和其他肺外小细胞肿瘤（如小细胞食管癌）同样有效，但对于原发乳腺小细胞癌的治疗疗效尚无相关报道。本例中患者复发后一线予以 EP 方案化疗 3 周期，评效为疾病稳定，后给予局部肿物放疗同步 EP 方案化疗，但是患者疾病快速进展，复发后治疗无明显获益，这可能与肿瘤高侵袭性及化疗耐药有关。对于原发性乳腺小细胞癌患者，晚期应该参考原发性肺小细胞癌进行治疗，在化疗后未获益、疗效评价仅仅达到疾病稳定时应该及时更换化疗方案。在全身治疗有效的情况下，再给予局部放疗，可能会使患者获益。

综上所述，本例中原发性乳腺小细胞癌合并浸润性导管癌的预后取决于侵袭性程度更高的小细胞癌类型。复发后的治疗应该考虑到患者的小细胞癌生物学特性，可参考原发性肺小细胞癌进行治疗。局部治疗应该在全身治疗有效的前提下进行。因为乳腺小细胞癌预后差，未来需要探索多基因检测，寻找治疗靶点，给予患者更多、更优的治疗选择，力争达到精准治疗。

病例点评

原发性乳腺小细胞癌是一种极为罕见的乳腺恶性肿瘤，易早期复发、预后差。复发后的治疗应该以全身治疗为主，应该参照小细胞肺癌的有效化疗方案。在全身治疗有效（评效为 PR+CR）的情况下，加用局部放疗才能使患者得到疾病控制和生存获益。

参考文献

1. Shabbir SM，Raza SM，Bhatti SM.Primary mammary small cell carcinoma.J Coll Physicians Surg Pak，2018，28（6）：S112-S113.

2. Shin SJ，DeLellis RA，Rosen PP.Small cell carcinoma of the breast--additional immunohistochemical studies.Am J Surg Pathol，2001，25（6）：831-832.

（徐　璐　张凌云）

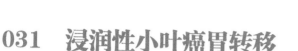

031　浸润性小叶癌胃转移

病历摘要

【基本信息】

患者女，59 岁，已绝经，ECOG 评分：1 分。

主诉：左乳腺癌术后近 14 年，胃部不适 11 个月，腰痛 8 个月。

临床诊断：左乳腺癌术后复发（Ⅳ期，胃、腹膜、骨转移）。

既往史：体健。

家族史：否认肿瘤家族史。

【疾病特点】

患者为乳腺浸润小叶性癌术后延迟复发，伴胃、腹膜转移及骨转移。

【病史汇报】

患者于 2004 年 5 月行左乳腺癌改良根治术，术后病理：浸润性小叶癌，免疫组化不详，术后分期为 pT2N0M0，ⅡA 期。术后接受 2 周期 CE 方案化疗。化疗结束后开始服用他莫昔芬，3 年后自行停药。患者 2017 年 2 月出现胃部不适，未予诊治。2017 年 5 月出现腰痛，未进行治疗与检查。2017 年 10 月自觉腹胀，超声检查发现腹腔大量腹水，腹水细胞学检查见大量癌细胞。免疫组化：CK（＋），34BE12（＋），MC（＋），提示低分化腺癌。胃镜检查示：胃底、胃体黏膜见多发直径 3~5cm 半球形隆起，表面糜烂，考虑胃恶性肿瘤。完善增强 CT，双侧肱骨头、双侧肩胛骨、部分胸骨，部分胸腰椎及

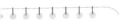
双侧部分肋骨骨密度增高不均,考虑为骨转移。外院诊断为胃癌腹腔、骨转移,给予一线 TX 方案化疗联合腹腔灌注顺铂 4 周期。4 周期后腹水减少。2018 年 1 月 15 日提请乳腺癌 MDT 会诊,决定下一步治疗方案。

【MDT 综合会诊意见】

患者既往诊断乳腺浸润性小叶癌,尽管已经术后 13 年,仍不能排除转移复发可能,而且与乳腺浸润性导管癌相比,小叶癌更容易发生胃肠道转移。小叶癌的病理特征缺乏乳腺腺管结构,可以呈现为"印戒细胞癌"样,易与胃癌混淆,建议患者再次行胃镜检查病理活检以明确诊断。

【后续治疗及随访】

患者于 2018 年 1 月于我院行胃镜检查:镜下见胃多发糜烂性改变,胃窦隆起(图 59),活检组织免疫组化结果为:CK(+),Vim(−),GCDFP15(+),GATA3(+),ER(90%+),PR(1%+),HER-2(−),CDX2(−),Ki-67(10%+)。结合病史及免疫组化结果符合乳腺癌转移(图 60)。2018 年 2 月开始使用一线氟维司群内分泌维持治疗及双膦酸盐骨保护剂治疗。2018 年 5 月自觉腹胀缓解,外院复查 CT 提示腹腔积液(少量),评估疗效疾病稳定(SD)。2018 年 7 月 15 日我院门诊复查全腹 CT 提示胃窦壁厚,腹盆腔积液,多发骨质改变,与 2018 年 5 月 31 日当地 CT 相比病情稳定(图 61)。再次行胃镜检查结果示胃多发糜烂性病变,胃窦隆起,与 2018 年 1 月相比无明显变化。2018 年 7 月随访,目前继续氟维司群及双膦酸盐治疗。

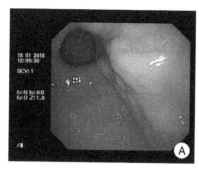
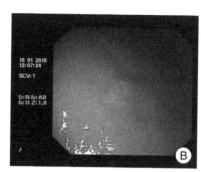

图 59　一线 TX 方案化疗 4 周期后胃镜结果

注：A：胃窦后壁欠规则隆起；B：胃体散在斑片状糜烂样改变

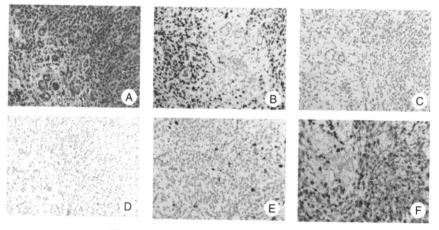

图 60　胃镜活检病理诊断为乳腺癌转移

注：A：HE；B：ER（90%+）；C：PR（1%+）；D：HER–2（–）；E：Ki–67（10%+）；F：GATA3（+）；A~F：×200

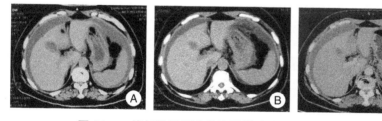

图 61　一线氟维司群内分泌维持治疗疗效为疾病稳定

注：A：氟维司群内分泌维持治疗前；B：氟维司群内分泌维持治疗 3 个月后；C：氟维司群内分泌维持治疗 5 个月后

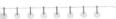

多学科讨论

病理科：浸润性小叶癌（ILC）是特殊类型的浸润性乳腺癌，其经典形态以缺乏黏附性的小细胞增生为主，组织学存在一些变异，如实性型、腺泡型、多形性、小管小叶型及混合型。大多数（约76%）ILC 为Ⅱ级，而Ⅲ级的 ILC 多数为多形性小叶癌。多形性小叶癌保持明显的小叶癌生长方式，但是细胞的异型性更明显，可显示大汗腺样或组织细胞样，也可由印戒细胞构成，因此当转移到胃时，形态上容易和胃低分化腺癌混淆。ILC 的转移方式有别于浸润性导管癌（IDC），更常扩散至骨、胃肠道、子宫、脑膜、卵巢及弥漫性浆膜受累。免疫组化检测（GCDFP15、GATA3、ER、PR 及 E-cadherin）更有助于证实 ILC 的腹腔转移。该患者当地胃镜病理诊断为恶性肿瘤，未行免疫组化检测，建议再行胃镜取病理，明确病理诊断。

肿瘤内科：激素受体阳性乳腺癌存在延迟复发风险，该患者术后近 13 年出现胃部病变伴腹膜转移，首先应该对新发病灶行病理活检及免疫组化检查，确定是否为乳腺癌转移抑或胃原发癌，根据病理结果再决定治疗方案。

乳腺外科：患者病理诊断为左乳浸润性小叶癌，根据治疗经过考虑是激素受体阳性乳腺癌。此病理类型乳腺癌较浸润性导管癌预后更差且更容易发生软脑膜、腹膜表面、腹膜后、胃肠道、生殖器和骨的转移。在术后 13 年，患者出现了胃、腹膜和骨转移，并伴有大量腹水，不能除外乳腺癌转移所致。建议患者再次行胃镜下病理活检，进一步明确病理类型及免疫组化情况。患者目前已属疾病晚期，接受外科手术的意义已不大，建议依据病理结果行相应的内科治疗，尽量延长生存时间。

病例讨论

HR 阳性乳腺癌具有延迟复发的特点。有文献报道，即使是 T1N0M0 的 HR 阳性乳腺癌，术后 5~20 年的累计复发风险也可以达到 14%。该患者在浸润性小叶癌术后 13 年因出现腹水就诊，完善胃镜检查，镜下见胃底、胃体黏膜多发直径 3~5cm 半球形隆起，表面糜烂，胃镜表现与普通的胃原发恶性肿瘤表现不完全一致。同时在大量腹水中查到腺癌细胞，当地医院病理科未做鉴别诊断而诊断为原发胃癌，尽管 TX 方案对胃癌和乳腺癌都有效，但诊断的准确性直接影响患者的预后和后续治疗。

据文献报道，与浸润性导管癌相比，浸润性小叶癌更容易转移至软脑膜、腹膜表面、腹膜后、胃肠道、生殖器和骨。2017 年的 1 篇文献收集了 85 048 例浸润性小叶癌术后患者以及 711 287 例浸润性导管癌术后患者的信息，比较两种浸润性乳腺癌的特征。该研究提示，浸润性小叶癌的生物学行为与浸润性导管癌明显不同，需要被作为独立疾病进行对待。与浸润性导管癌相比，浸润性小叶癌的预后较差，ER（＋）/PR（－）亚组预后更差。因此，对于激素受体阳性乳腺癌无论早期还是延迟复发，必须进行复发转移灶的再活检，以确定病变性质；对于浸润性小叶癌患者，术后当发生胃肠道、生殖器官等特殊部位肿瘤时要注意有继发肿瘤的可能，不能贸然地按照第二原发肿瘤治疗。

该患者在我院胃镜病理活检确诊乳腺癌胃及腹膜转移，病理证实为 HR 阳性浸润性小叶癌。患者接受 TX 化疗 4 周期后，腹水控制良好，总体评效 SD。改行氟维司群维持治疗，疗效维持 SD。2018 年 7 月随访患者病情稳定，疾病无进展。

病例点评

激素受体阳性乳腺癌存在延迟复发的风险，当出现复发转移时需再次病理活检明确病变性质，注意鉴别诊断。由于浸润性小叶癌常见胃肠道、生殖器官、腹膜及脑膜转移，当病程中出现这些特殊部位恶性病变时，临床上不能贸然地诊断为第二种恶性肿瘤，应该从病理上除外乳腺癌的继发病变。

参考文献

1. Saphner T，Tormey DC，Gray R.Annual hazard rates of recurrence for breast caner after primary therapy.J Clin Oncol，1996，14（10）：2738-2746.

2. Pan H，Gray RG，Davies C，et al.Long-term recurrence risks after use of endocrine therapy for only 5 years：relevance of breast tumor characteristics.Chicago：Americal Society of Clinical Oncology，2016.

3. Chen Z，Yang J，Li S，et al.Invasive lobular carcinoma of the breast：a special histological type compared with invasive ductal carcinoma.Plos One，2017，12（9）：e0 182 397.

（石　晶　李傲迪）

032 局部晚期乳腺化生性癌

病历摘要

【基本信息】

患者女，60 岁，ECOG 评分：1 分。

主诉：确诊左乳腺癌 6 个月余。

目前诊断：左乳腺癌（cT4N1M0，ⅢB 期）。

既往史：体健。

家族史：否认肿瘤家族史。

【疾病特点】

局部晚期乳腺化生性癌，TAC 方案新辅助化疗 4 周期后效果不佳，乳腺肿物持续增大，改行 GP 方案新辅助化疗 4 周期后乳腺肿物明显缩小，成功进行根治性手术治疗。

【病史汇报】

患者 2017 年 6 月 26 日因左乳肿物伴局部破溃，于当地医院行左乳肿物部分切除活检，病理：乳腺化生性癌（肉瘤样癌）。免疫组化：CK（局灶＋），P63（局部＋），ER（－），PR（－），HER-2（－），Ki-67（70%＋）（图 62）。乳腺超声示左乳皮肤增厚，左腋下多发肿大淋巴结。临床分期：cT4N1M0，Ⅲ B 期。2017 年 7 月 3 日始行一线 TAC 方案新辅助化疗 4 周期，评效为疾病进展（PD），乳腺肿块明显增大。2017 年 9 月 30 日始予二线 GP 方案新辅助化疗 4 周期，评效为部分缓解（PR）（图 63）。化疗过程中出现 3 度粒细胞减少、3 度血小板减少，对症治疗后恢复。为明确是否可手术切除，2018 年 1 月 16 日提交乳腺癌多学科 MDT 会诊。

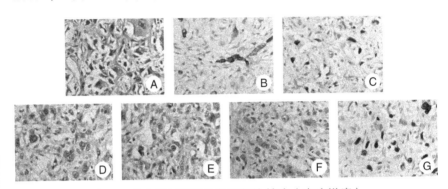

图 62　乳腺穿刺病理为乳腺化生性癌（肉瘤样癌）

注：A：HE；B：CK（局灶＋）；C：P63（局部＋）；D：ER（－）；E：PR（－）；F：HER-2（－）；G：Ki-67（70%＋）；A~G：×400

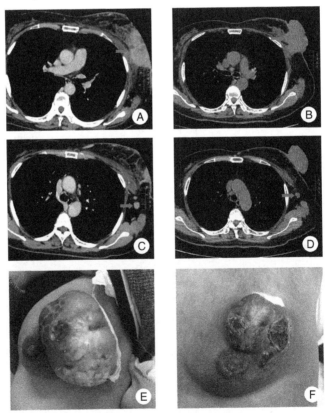

图 63　二线 GP 方案化疗后评效为部分缓解

注：A、C、E：GP 方案化疗前；B、D、F：GP 方案化疗 4 周期后

【MDT 综合会诊意见】

患者为三阴性局部晚期乳腺癌，病理类型为化生性癌，肿瘤高度侵袭性，标准 TAC 方案耐药，改行 GP 方案新辅助化疗后乳腺肿物明显缩小，但腋窝淋巴结缩小不明显。因 GP 方案化疗血液毒性大，患者无法耐受继续化疗。目前评估乳腺肿瘤可根治性切除，但手术创伤大，需进行皮瓣移植修补。考虑目前肿瘤已经达到最佳疗效，为了改善患者生活质量，推荐手术治疗，术后补充局部放疗。

【后续治疗及随访】

根据 MDT 会诊意见，向患者交代手术相关风险后，患者同意行手术切除。患者于 2018 年 1 月 29 日行左乳腺癌经典根治术 + 腹直肌肌皮瓣转移胸壁缺损修复术，术后病理：左乳皮肤安全缘均未见癌，（左乳肿物）乳腺化生性癌（肉瘤样癌），肿物 6.0cm，淋巴结转移（2/13 枚）。免疫组化：ER（−），PR（−），HER-2（1+），Ki-67（约 60%+）。2018 年 4 月至 6 月口服卡培他滨辅助化疗 3 周期。2018 年 6 月行左胸壁及左锁骨区放疗（具体不详）。2018 年 6 月末次复查未见复发转移。

多学科讨论

肿瘤内科：乳腺化生性癌属于高度侵袭性恶性肿瘤，预后差，生存时间短。目前为止，乳腺化生性癌并无特异的化疗方案，多数按照三阴性乳腺癌治疗。该患者被诊断为局部晚期乳腺癌，肿物巨大、破溃，严重影响患者的生活质量。患者在紫杉蒽环耐药后改用含铂方案治疗获益，目前虽然腋窝淋巴结缩小不明显，但乳腺肿块明显缩小，可能已达最佳疗效，继续化疗可能不获益且毒性无法耐受。

建议尽快选择局部手术治疗，术后给予补充化疗及局部放疗。

病理科：化生性癌包括一组肿瘤，其特征就是肿瘤性上皮向鳞状细胞和（或）间叶成分（梭形细胞、骨、软骨、横纹肌等）转化。肿瘤可以完全由化生部分构成，也可以由癌和化生区域混合存在，后者也被称为肉瘤样癌或癌肉瘤。2012 版新分类中乳腺化生性癌包括以下几种亚型：低级别腺鳞癌、纤维瘤病样化生性癌、鳞癌、梭形细胞癌、伴间叶分化的癌、肌上皮癌。该患者为癌和化生区域混合存在，诊断为肉瘤样癌。

影像科：左乳外象限见 T2WI 呈混杂高信号肿块影，突出于皮肤，大小约 70mm×50mm×77mm，肿块为不规则形，边缘可见分叶；内部强化不均匀；TIC 曲线初始相呈快速强化，延迟期呈流出型；DWI 呈高信号，ADC 为 $0.514×10^3s/mm^2$。病灶与后方胸大肌黏连分界不清，胸大肌受侵呈异常强化。左侧腋下可见多发肿大淋巴结。肺 CT 为平扫，无法准确判断左腋窝淋巴结与邻近血管关系，观察淋巴结区域未见明确大血管穿行，如果需要进一步确认，建议加做局部增强三维图像。

放疗科：本例患者为局部晚期乳腺癌 cT4N1M0，ⅢA 期，根据指南推荐，治疗首选新辅助化疗，肿物缩小后行乳腺癌改良根治术，术后序贯局部放射治疗。新辅助化疗已经被证实可以降低局部肿瘤细胞的活力，减少肿瘤远处播散的风险，但对肿块大、溃烂的局部晚期乳腺癌可能疗效欠佳。本例患者乳腺肿物大，经新辅助化疗后肿物有所缩小，但肿物与胸壁关系仍较密切且腋窝淋巴结缩小不明显，手术切除难度大。若患者拒绝手术，为控制肿瘤进展，改善生活质量，可以对乳腺行局部放疗。

乳腺外科：患者诊断为左乳腺化生样癌，是较少见的乳腺癌类型。患者经过 4 周期 TAC 方案新辅助化疗后，效果不佳，肿瘤持续增大，后更换 GP 方案新辅助化疗后乳腺肿物明显缩小。目前通过影像科重新评估，肿瘤已经达到较好疗效，肿物虽与胸大肌关系密切，并未侵犯胸壁，虽然手术切除范围较大，但也可能达到 R0 切除。因考虑患者继续化疗毒性不可耐受，可行左乳腺癌根治术＋皮瓣转移、胸壁缺损修复术，术中需要与整形外科配合进行皮瓣移植来填充创面。乳腺化生样癌生物学行为差，该患者乳腺手术的目的主要是改善生活质量，需向患者充分交代手术风险及术后并发症。

病例讨论

乳腺化生性癌是一种罕见病理类型的乳腺癌，其发生率很低，占全部浸润性乳腺癌的比例不足 1%。根据 2012 年 WHO 乳腺肿瘤分类标准，乳腺化生性癌可依据所含肿瘤成分不同而分为许多亚型，包括低级别腺鳞癌、纤维瘤病样化生性癌、鳞状细胞癌、梭形细胞癌、伴有间叶分化的癌、混合型化生性癌及肌上皮癌。与浸润性导管癌相比，乳腺化生性癌具有初诊时肿瘤直径大、淋巴结转移比率低、"三阴性"（ER、PR 和 HER-2 均阴性）比率高、术后复发转移比率高及预后差等特点。

在现有的乳腺癌治疗指南和规范中，缺乏针对乳腺化生性癌的化疗方案建议，临床中化疗方案的选择常参考浸润性乳腺癌的化疗方案。因乳腺化生性癌中三阴性癌比例高，新辅助化疗目前临床常规推荐应用蒽环类和紫杉类化疗药物。如蒽环类和紫杉类药物化疗后无效，可尝试更换为含铂方案进行化疗。本例患者新辅助治疗中含紫杉类和蒽环类药物的 TAC 方案失败后，改为 GP 方案化疗，患者乳腺肿物明显缩小，从而最终获得手术治疗机会。本例患者的个体治疗经验提示：含铂方案用于乳腺化生性癌新辅助治疗可能效果

笔记

更好，但因为化生性癌病例少，且存在肿瘤的异质性，未来需要前瞻性研究确定铂类在化生性癌中的获益人群，从而确定铂类药物在化生性癌中的地位。

乳腺化生性癌化疗的总体有效率低，对于初治可手术患者，无论肿块大小，均应首先进行手术切除。对于初治不可手术患者，应积极进行全身化疗，待全身治疗有效、肿瘤缩小、保证切缘阴性时再进行手术切除。乳腺化生性癌患者就诊时肿物往往较大，一项回顾性分析显示，70.5%乳腺肿块直径＞2cm，20.4%肿块直径＞5cm，因此，改良根治术是绝大多数患者接受手术治疗的最佳术式，而对于符合条件的患者，保乳手术也是一种治疗选择。另一方面，乳腺化生性癌的腋窝淋巴结转移率较低（20%~30%），如术前超声检查提示无腋窝淋巴结转移，可以行前哨淋巴结活检，可避免腋窝淋巴结清扫所致的上肢水肿、疼痛等不良反应。如前哨淋巴结活检阳性，因乳腺癌化生性癌化疗及放疗效果均不理想，应补充进行标准的腋窝淋巴结清扫。此外，回顾性分析显示，辅助放疗可以有效降低乳腺化生性癌术后局部复发率，并且能延长患者的无病生存期和总生存期，因此，推荐术后进行辅助放疗。

病例点评

局部晚期不可手术乳腺癌首选新辅助化疗。乳腺化生性癌的新辅助化疗并没有特异治疗方案，指南推荐首选蒽环和紫杉类化疗，蒽环和紫杉类失败后换用以铂类或卡培他滨为主的联合方案化疗。乳腺化生性癌多数为三阴性乳腺癌，铂类在化生性癌中的地位并不清楚，该患者在紫杉蒽环类失败后换用铂类治疗取得较好疗效，化生性癌是否应该首选铂类化疗值得进一步研究探讨。

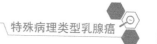
参考文献

1. 洪景辉，付彤，赵刚，等 . 化生性乳腺癌的研究进展 . 吉林大学学报（医学版），2016，42（4）：839-842.

2. Abouharb S，Moulder S.Metaplastic breast cancer：clinical overview and molecular aberrations for potential targeted therapy.Curr Oncol Rep，2015，17（3）：431.

3. Schwartz TL，Mogal H，Papageorgiou C，et al.Metaplastic breast cancer：histologic characteristics，prognostic factors and systemic treatment strategies.Exp Hematol Oncol，2013，2（1）：31.

4. Song Y，Liu X，Zhang G，et al.Unique clinicopathological features of metaplastic breast carcinoma compared with invasive ductal carcinoma and poor prognostic indicators.World J Surg Oncol，2013，11：129.

5. Shah DR，Tseng WH，Martinez SR.Treatment options for metaplastic breast cancer.ISRN Oncol，2012，2012：706 162.

（赵　雷　石　晶）

033 乳腺原发腺泡状横纹肌肉瘤

病历摘要

【基本信息】

患者女，16岁，ECOG评分：1分。

主诉：右乳腺占位2个月余，确诊腺泡状横纹肌肉瘤2周。

目前诊断：右乳腺横纹肌肉瘤（cT2N1M0，Ⅲ期）。

既往史：体健。

家族史：否认肿瘤家族史。

【疾病特点】

乳腺原发腺泡状横纹肌肉瘤对化疗较为敏感，通过新辅助化疗使肿瘤降期，患者获得乳腺根治手术的机会。

【病史汇报】

2017年11月患者无意中发现右乳一枚鸡卵大小肿物，1个月后肿物迅速增大至成人拳头大小，乳房局部疼痛伴皮肤红肿。患者于当地医院乳腺病灶穿刺活检，病理提示恶性，由于穿刺取材较小，我院病理会诊考虑间叶来源恶性肿瘤，无法明确病理分类。2018年1月18日于我院乳腺外科行局麻下右乳肿物及右腋窝淋巴结切除活检术，术后病理：CK（－），CD3（－），CD20（－），Pax5（－），Bcl2（±），CD21（－），Ki-67（90%+），CD34（血管+），CD99（－），CD56（＋），Synaptophysin（－），MP0（－），MiTF（－），NSE（－），S100（－），SALL4（－），TdT（－），ChromograninA（－），CD10（－），

Bcl6（-），MUM1（-），CD30（-），考虑为原始神经外胚叶肿瘤（primitive neurotodermal tumour，PNET）。于复旦大学附属肿瘤医院病理学会诊：右乳腺泡状横纹肌肉瘤（ARMS），右腋窝淋巴结见肿瘤转移，Desmin（部分+），Myogenin（+），MyoD1（+），S100)（+），Syn（-），HMB45（-），Ki-67（90%+）。分子检测结果：FISH法检测 t（13q14）（*FOXO1A*）：（+），即有 *FOXO1A* 基因相关异位（注：>80% 肿瘤细胞内可见红绿分离信号）。患者诊断为右乳腺横纹肌肉瘤，完善肺腹增强 CT、鼻咽部增强 CT、鼻咽镜及盆腔增强 MRI 检查，乳腺外未见异常病变。为明确下一步治疗方案，2018 年 2 月 1 日提交乳腺癌多学科 MDT 会诊。

【MDT 综合会诊意见】

2018 年 2 月 1 日乳腺癌多学科会诊意见：乳腺原发性腺泡状横纹肌肉瘤属于高度恶性软组织肿瘤，多见于青少年，预后差，生存时间短，治疗上应该以全身治疗为主。目前患者乳腺肿物生长迅速，与周围组织关系密切，手术根治切除难度大，术后复发风险高。考虑此肿瘤对化疗较敏感，建议按照软组织肿瘤全身化疗，待肿瘤降期后局部手术治疗。

【后续治疗及随访】

2018 年 2 月 4 日患者接受联合化疗，具体为：异环磷酰胺 2.5g d1~d4，表阿霉素 120mg d1，长春地辛 4mg d1，依托泊苷 100mg d1~d4，化疗结束后辅以 PEG-rhG-CSF 支持治疗。并于化疗前及化疗期间应用戈舍瑞林保护卵巢。第 1 周期化疗后出现 1 度胃肠道反应，2 度脱发，3 度骨髓抑制，1 度肝功能异常。2018 年 2 月 25 日行第 2 周期化疗，调整为：异环磷酰胺 2.5g d1~d4，表阿霉素 120mg d1，长春地辛 4mg d1，辅以 PEG-rhG-CSF 预防骨髓抑制。

第2周期化疗后出现1度胃肠道反应，1度肝功能异常，3度骨髓抑制。2周期化疗后评效部分缓解（图64）。4周期后肿物继续缩小（图64）。2018年5月16日行右侧乳腺癌改良根治术＋右侧胸大肌切除术，术后病理：腺泡状横纹肌肉瘤，肿物4.0cm，未见脉管神经侵犯，淋巴结无转移（0/9枚），GATA3（－），CK（－），Vimentin（＋），SMA（－），S-100（－），Desmin（＋），MyoD1（－），Myogenin（＋），Ki-67（80%+）（图65）。术后分期：ypT1N0N0，ⅠA期。2018年6月22日行第5周期化疗，方案及剂量同前。5周期化疗后复查未见复发转移，患者2018年8月就诊放疗科局部放疗。

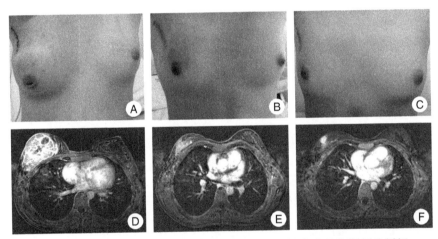

图64　一线异环磷酰胺、表柔比星及长春地辛化疗疗效获得部分缓解

注：A、D：异环磷酰胺、表柔比星及长春地辛化疗前；B、E：异环磷酰胺、表柔比星及长春地辛化疗2周期后；C、F：异环磷酰胺、表柔比星及长春地辛化疗4周期后

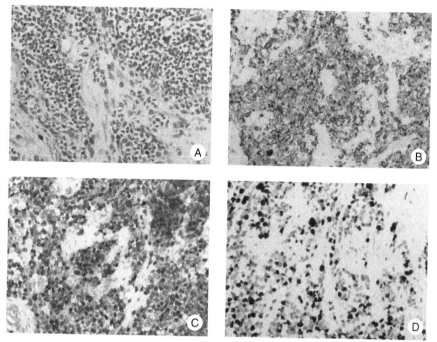

图 65　乳腺术后病理为腺泡状横纹肌肉瘤

注：A：HE；B：Desmin（+）；C：Myogenin（+）；D：Ki-67（80%+）；
A~D：×200

多学科讨论

影像科：右乳可见巨大肿块，形态不规则，边缘不规整，信号不均匀，增强扫描明显不均匀强化，强化曲线呈流出型，DWI 图像明显弥散受限。尽管患者年轻，但是所有影像学表现提示为恶性程度较高的肿瘤。病变与胸大肌密切相连，脂肪间隙消失，外侧可见胸大肌局部不规则强化，高度提示胸大肌受侵，请外科医生多关注胸大肌情况。考虑年轻女性、未发现其他部位恶性肿瘤，倾向于乳腺肉瘤类病变。

病理科：乳腺原发的单纯性横纹肌肉瘤极其罕见，主要发生于儿童及青少年。横纹肌肉瘤的组织学类型主要分为三种，胚胎性、腺泡状及多形性。乳腺原发的基本上都是腺泡状横纹肌肉瘤。镜下特点主要表现为幼稚的小蓝圆细胞呈弥漫实性或腺泡状排列，细胞圆形或卵圆形，核深染，核分裂象易见，胞质少，大部分细胞黏附性较差，形态上和淋巴瘤非常容易混淆。该病例的鉴别诊断主要是淋巴瘤、高核级浸润性小叶癌及 PNET。由于分化很差，主要依靠免疫组化表达甚至是基因检测来鉴别诊断。我院的免疫组化结果显示淋巴瘤和横纹肌的标志物都为阴性，部分 CD99 阳性，故倾向是PNET，并建议去外院会诊。在复旦肿瘤医院重新检测免疫组化结果显示横纹肌标记物 Desmin（部分＋），Myogenin（＋），MyoD1（＋）为阳性，并且做了 FISH 检测证实存在 13 号染色体 *FOXO1A* 基因扩增。最终确诊为腺泡状横纹肌肉瘤，并通过完善鼻咽部 CT、鼻咽镜及盆腔 MRI 检查，排除转移的可能，诊断为乳腺癌原发性腺泡状横纹肌肉瘤。

放疗科：乳房原发横纹肌肉瘤临床少见，治疗上以手术切除为主，放疗可以作为术后的辅助治疗方法。该患者肿物巨大，乳腺红肿呈炎性改变，目前不建议乳腺局部放射治疗，建议首选全身化疗，术后给予辅助放疗。

乳腺外科：患者诊断右乳腺腺泡状横纹肌肉瘤，伴腋窝淋巴结转移，此类疾病总体特点是恶性度高，术后复发率高，预后差。该患者为年轻女性，肿瘤生长迅速，超声及核磁共振均提示与胸肌关系密切，同时因为瘤体本身较大，累及皮肤的范围也较大，这些都给手术带来很大困难。综合上述情况，目前进行手术很难达到根治性切除的目的，建议针对该患者病理及组化情况，选择敏感的方案化疗，先以全身治疗为主，也许会延长患者生存，并给将来的手术创造机会。

肿瘤内科：横纹肌肉瘤多发于青少年，肿瘤恶性程度高，生物学行为差，生存时间短，易早期远处转移。目前患者肿物仅局限于乳腺，但肿瘤分期晚，根治性切除难度大，建议首选全身化疗，在全身治疗有效后给予乳腺局部手术治疗。考虑患者为青春期女性，建议化疗前及治疗期间应用戈舍瑞林保护生育功能。

病例讨论

横纹肌肉瘤（rhabdomyosarcoma，RMS）是一种原始的、恶性、细胞学类似小圆形细胞肿瘤，并有部分骨骼肌分化特点。2013版 WHO 软组织肿瘤分类将其分为 4 个亚型：胚胎性 RMS、腺泡状 RMS、多形性 RMS 和梭形细胞 / 硬化性 RMS。腺泡状横纹肌肉瘤以青少年和年轻人更常见，发病率低于胚胎性 RMS。由于其特有的组织形态学特点，病理诊断上易与尤文肉瘤 /PNET 等其他小圆细胞恶性肿瘤相混淆，免疫组化表现为横纹肌标志物 Desmin、Myogenin及 MyoD1 为阳性。由于组织分化差，有时免疫组化分类很困难。由于近 90% 的腺泡状 RMS 携带 13 号染色体 FOXO1 基因染色体易位即为 t（2；13）（q35；q14）和（或）t（1；13）（p36；q14），可以利用 FISH 检测 FOXO1 基因的异位重排加以甄别。本例患者在转诊期间肿瘤迅速增大，由于穿刺组织有限，免疫组化未能与PNET 鉴别，经再次切取肿瘤组织活检并送复旦肿瘤医院会诊，通过免疫组化和 FOXO1 基因检测确诊为腺泡状 RMS。

腺泡状 RMS 属于高度恶性肿瘤，在 4 个亚型中预后最差，其原发部位常见头颈部、泌尿生殖区、躯干及四肢，而乳腺很少受累。由于乳腺原发腺泡状 RMS 极为罕见，国内外仅有病例报道，流行病学资料缺乏。在一系列累及乳腺的 RMS 研究中，报告的 26 例患者中 24 例为腺泡状 RMS，19 例患者为转移性疾病，其余 7 例原发部

笔记

位为乳房，原发病例的长期存活率约为 50%，转移病例约为 20%。AudinoAN 等回顾分析 1990 年至 2016 年间 63 例乳房 RMS 病例，综述中证实了腺泡组织学的优势，45 例为腺泡状 RMS，而 11 例为胚胎肿瘤（7 例未知），44 例是复发或转移性病变，其中 17 例为原发性肿瘤。乳腺转移患者最常见的原发性疾病部位是四肢（17 例）和鼻咽/鼻窦（12 例）。对于乳腺原发的患者，12 例为腺泡状 RMS，5 例为胚胎组织学。有理论认为，青春期女孩激素激增可导致乳腺组织血管化增加，RMS 转移到乳房的风险较高。综合以上资料，乳房转移性 RMS 最常见的原发部位是四肢和头颈部，考虑乳腺转移病例预后更差，因此，当病理诊断乳腺腺泡状 RMS 时，必须进行全身影像学检查，排除乳腺继发腺泡状 RMS 的可能。

对于局部晚期乳腺肉瘤，外科手术是唯一可能治愈的方法，对于较大的肿瘤（> 5cm）乳房切除 + 重建较单纯肿物切除效果要好。由于肿瘤具有高侵袭性，确保切缘阴性非常重要。因为乳腺肉瘤很少腋窝淋巴结转移，对于临床腋窝淋巴结阴性的不建议前哨或腋窝淋巴结清扫，而对于临床评估腋窝淋巴结有转移的患者，必须进行腋窝淋巴结清扫。然而，腺泡状 RMS 易远处转移，生存期短，化疗在综合治疗中具有非常重要地位。RMS 也是在各类软组织肉瘤中化疗疗效最好和最敏感的。术前化疗和术后辅助化疗对于缩瘤、增加 R0 切除率，防止复发、延长生命、提高长期生存率有很大价值。由于化疗的采用，横纹肌肉瘤的长期生存率由 10%~40% 提高到了 60%~80%。常用的化疗药物有异环磷酰胺、表柔比星、长春新碱、顺铂及依托泊苷等。近年来，一些研究证据显示吉西他滨、紫杉醇也具有较好疗效。本例患者术前应用异环磷酰胺、表阿霉素、长春地辛及依托泊苷多药化疗，肿瘤迅速缩小，但因为毒性反应较大，第 2 周期减去依托泊苷，后期患者耐受性可。患者术前化疗 4 周期肿瘤疗效达到部分缓解，经过多学科讨论，为患者进行了根治性手术治疗。本例患者的治疗经验提示：乳腺原发 RMS 应该以全身化疗为主，在全身治疗有效前提下手术治疗才能给患者带来更大的获益。多学科协作在患者的诊断，手术时机的选择及后续治疗中发挥重大作用。

病例点评

不能手术的局部晚期特别部位罕见软组织肿瘤应以切取活检为主，以满足病理检测的需要。FISH 检测基因染色体易位有助于小圆细胞肿瘤的鉴别诊断。乳腺腺泡状 RMS 属于高度恶性肿瘤，应该以全身治疗为主，局部晚期疾病新辅助化疗有转化降期可能，多学科综合治疗给患者提供最佳诊疗方案并改善患者预后。目前为止，软组织肿瘤围手术期化疗周期数及维持治疗是否适用，尚缺乏循证医学证据，患者能否长期生存尚不明确。

参考文献

1. Parham DM，Barr FG.Classification of rhabdomyosarcoma and its molecular basis.Adv Anat Pathol，2013，20（6）：387-397.

2. Downs-Kelly E，Shehata BM，López-Terrada D，et al.The utility of FOXO1 fluorescence in situ hybridization （FISH）in formalin-fixed paraffin-embedded specimens in the diagnosis of alveolar rhabdomyosarcoma.Diagn Mol Pathol，2009，18（3）：138-143.

3. Hays DM，Donaldson SS，Shimada H，et al.Primary and metastatic rhabdomyosarcoma in the breast：neoplasms of adolescent females，a report from the Intergroup Rhabdomyosarcoma Study.Med

笔记

Pediatr Oncol，1997，29（3）：181-189.

4. Audino AN，Setty BA，Yeager ND.Rhabdomyosarcoma of the breast in adolescent and young adult （AYA） women.J Pediatr Hematol Oncol，2017，39（1）：62-66.

5. von MM，Randall RL，Benjamin RS，et al.Soft tissue sarcoma，version 2.2018，NCCN clinical practice guidelines in oncology.J Natl Compr Canc Netw，2018，16（5）：536-563.

（滕　赞　郭天舒）

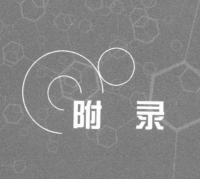

附　录

中国医科大学附属第一医院简介

　　中国医科大学附属第一医院（以下简称中国医大一院）是一所大型综合性三级甲等医院，也是一所具有光荣革命传统的医院。

　　医院的前身可以追溯到同时创建于 1908 年 10 月的福建长汀福音医院（原亚盛顿医馆）和沈阳南满洲铁道株式会社奉天医院。医院早期成长与中国共产党领导的革命进程紧密相连。1948 年沈阳解放，医院接收了原国立沈阳医学院（前身为南满洲铁道株式会社奉天医院）。

　　1995 年初，医院首创"以病人为中心"的服务理念，提出了一系列的创新与发展举措，成果引起国内外医疗界的瞩目，得到了中央领导肯定和同行的赞誉。医院的改革经验被推向了全国，对我国的医疗改革和医院管理产生了划时代的深远影响。

如今的中国医大一院以人才实力和技术优势，发展成为国内外知名的区域性疑难急重症诊治中心。作为辽宁省疑难急重症诊治中心，同时也是国家卫生健康委员会指定的东北唯一的国家级应急医疗救援中心和初级创伤救治中心，医院在抗击非典、抗击手足口病、防治流感、抗震救灾等重大突发事件中做出了突出贡献，受到国家和世界卫生组织的肯定和表彰。

2014年初，新一届领导班子进一步明确了医院的功能定位：以创建国家级区域医疗中心为目标，以改革为动力，围绕发展高新技术，推动学科发展，加强医院信息化建设，使门诊流程更为规范，改善病人就医体验，积极践行公立大医院的社会责任。

医院现建筑面积33.5万平方米，编制床位2249张，现有职工4350人，其中有中国工程院院士1人，教育部长江学者特聘教授3人，教授、副教授级专家545人，中华医学会专科分会主委（含名誉、前任、候任）9人，副主任委员5人。国家重点学科4个，国家重点培育学科1个，卫健委国家临床重点专科建设项目22个，荣获国家科技进步奖9项。医院全年门急诊量约342万人次，出院15万人次，手术服务量7万例，平均住院日8.19天。

2018年发布的复旦版《2017年度中国医院排行榜》中，医院综合排名全国第12名，连续9年位居东北地区第1名。

近年来，医院荣获全国文明单位、全国精神文明建设先进单位、全国卫生系统先进集体、全国文明示范医院、全国百佳医院、全国百姓放心示范医院、全国医院文化建设先进集体、全国医院有突出贡献先进集体等荣誉称号。

1941年，毛泽东在延安为中国医大一院14期学员题词："救死扶伤，实行革命的人道主义"。它成为一代又一代中国医大一院人为之不懈奋斗的座右铭。传承百年，心系百姓，今天的中国医大一院正承载着辉煌的历史，沿着既定的航向，为建设国内一流医院的目标而努力奋斗！

中国医科大学附属第一医院肿瘤内科介绍

中国医科大学附属第一医院肿瘤内科创建于 2002 年，在学科带头人刘云鹏主任的带领下，以"建设国内领先、国际知名的研究型科室"为目标，秉承"梦想产生目标、执着铸就成功、协作形成合力、创新引领潮流"的理念砥砺奋进。15 年来，经过全科医护人员的共同努力，已经成为国内一流的研究型科室。

科室重视个体化、规范化的多学科综合诊治的发展，不断加强临床研究的投入力度。2011 年始，科室即在辽宁省开展恶性肿瘤多学科讨论，并在全国率先开展线上 MDT，与国内同行交流切磋、共商决策，为疑难患者提供前沿的个体化治疗。迄今为止，科室已经完成胃肠肿瘤、乳腺癌和肺癌等多病种 MDT 病例讨论逾千例。MDT 在地区间的广泛开展，不仅为辽宁省的肿瘤患者带来显著生存获益，并且推动了学术发展。科室先后承接了 130 余项国际国内多中心临床研究。科室参与和牵头的部分研究结果先后发表在《The Lancet》《Journal of Clinical Oncology》等国际著名医学期刊，并被写入相关肿瘤诊疗指南。自主牵头的 GLOG1302 创新性研究结果被 CSCO-CMT 评选为 2017 年度中国临床肿瘤十大进展之一。在临床实践、临床试验和 MDT 讨论过程中，科室的青年医生得到全面的锻炼与提升，在省市级甚至全国的各类比赛中，多次获得优异成绩，名列前茅。

科室秉承"临床和科研并行"的理念，成立之初，即建立了肿瘤内科实验室。逐步搭建了完善的分子生物学平台，建立了东北地区最大的生物标本库和转化医学研究平台等。相关研究先后获得国家科技重大专项 6 项、国家级及省级科技进步奖 13 项、国家自然科

笔记

学基金 29 项、省部级课题 41 余项，发表英文论文 150 余篇，其中影响因子最高达 26.303。肿瘤内科实验室先后获评为辽宁省恶性肿瘤与生物治疗重点实验室、辽宁省教育厅和科技厅重点实验室、辽宁省恶性肿瘤临床医学研究中心和胃癌转化医学中心、辽宁省消化道恶性肿瘤临床医学协同创新联盟、国家恶性肿瘤临床医学研究中心分中心。

肿瘤内科人笃行务实、求真、奋进，15 年的齐心协力，肿瘤内科的成绩得到了社会各界的广泛认可。科室先后被授予辽宁省"五一先锋号"先进集体，沈阳市"先锋号"先进集体，沈阳市劳模创新工作室；中国医科大学工会先进集体，中国医学大学附属第一医院十佳科室、开展 MDT 优秀科室、药物临床研究先进科室、研究生管理优秀科室等荣誉称号。

回首过去，重视科学研究，鼓励创新，走内涵式的发展道路；特色管理，提高素质，增加科室综合实力，正是肿瘤内科稳步发展的根本所在。而肿瘤内科也将继续秉承始终如一的目标和理念，将"大雁精神"一代一代传承下去，创造一个又一个新辉煌。

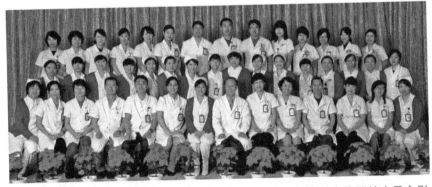

2017 年建科 15 周年时中国医科大学附属第一医院肿瘤内科全体医护人员合影

中国医科大学附属第一医院乳腺癌 MDT 团队介绍

中国医科大学附属第一医院乳腺癌多学科综合治疗（multi-disciplinary treatment，MDT）团队始建于 2012 年 12 月，是由滕月娥教授和金锋教授牵头组建的东北地区首个乳腺癌 MDT 团队。6 年来，团队以精准治疗为目标，以临床实践与学术探索相结合为手段，充分发挥多学科优势，不仅使广大患者从治疗中获益，而且带动了辽宁、沈阳地区乳腺癌综合治疗模式的发展。

团队坚持质量第一、严格管理的原则，创建伊始即建立 MDT 管理制度。团队指定由 MDT 秘书负责病例审核、病例提交和病例反馈，实现对 MDT 病例的全程管理，并确保 MDT 决策的可执行性。团队秉承以患者为中心的原则，积极收治临床疑难病例，为了监测 MDT 决策的有效性，团队建立了 MDT 病例随访制度。自 2013 年起，每年定期对参与 MDT 的病例进行跟踪随访并在年终总结患者的生存结局。短短 6 年间，团队举办 MDT 讨论会共 70 余次，参与患者达 400 余人，其中 87% 患者治疗方案按照 MDT 意见执行，中位随访 26 月，按照 MDT 意见执行的患者生存显著获益。

团队坚持改革创新，不断探索 MDT 的新模式。自 2017 年始，团队开设网络 MDT 诊疗服务，并与北京、上海、天津、新疆、广东、河南、吉林、黑龙江等国内知名 MDT 团队网上交流互动。网络 MDT 模式的开展不仅增进了不同学科间的学术交流，让患者获取更便捷、更高质量的医疗服务，也促进了本区域乳腺癌综合治疗水平的提高。

笔记

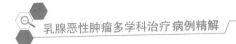
团队始终紧跟国际乳腺癌治疗前沿，及时传递乳腺癌治疗最新进展，为了解决临床治疗中实际问题，团队在 MDT 病例讨论会上开设热点讨论环节，为临床医生答疑解惑，使专家在规范治疗基础上，对争议问题也能达成共识。为了进一步提高 MDT 团队的综合实力，团队采取"走出去""请进来"的办法，积极参与跨地区、跨平台的国内外 MDT 学术交流活动。2016 年至今，团队与国内外乳腺癌 MDT 顶尖团队进行跨地区学术交流 10 余次，不同团队的学术碰撞，极大的促进辽宁省乳腺癌多学科的学术发展，也提升了团队在国内同行的学术影响力。通过规范化 MDT 诊疗活动，团队的综合实力逐年提高，青年医生人才辈出，逐渐走向全国学术交流舞台。团队先后获得 2015 上海 CBCS 乳腺肿瘤精英赛优胜奖、2017 首届 CBCS-BEST 乳腺癌全程诊疗竞赛亚军及 2018 全国肿瘤学大会 MDT 大赛乳腺癌组冠军的荣誉称号。

历时六载风风雨雨，中国医科大学附属第一医院乳腺癌 MDT 团队逐渐发展为瞄准国际前沿、管理规范、诊疗先进、逐步提升的队伍。在精准医疗与大数据的背景下，团队将继续努力，践行"以患者为中心"的治疗理念，不断开拓进取、改革创新，与省内省外各地 MDT 团队一道共同推进乳腺癌多学科诊疗的发展。

滕月娥　金　锋

2018 年 9 月

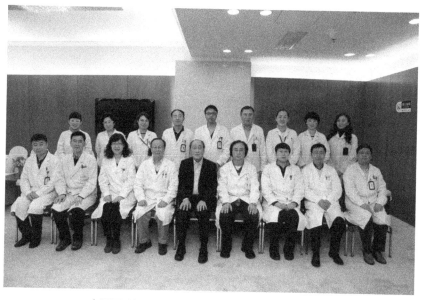

中国医科大学附属第一医院乳腺癌 MDT 团队

· 第一排由左至右：吴安华教授（神经外科）吴刚教授（肝胆外科）滕月娥教授（肿瘤内科）
刘云鹏教授（肿瘤内科）李继光教授（乳腺外科）金锋教授（乳腺外科）邱雪杉教授（病理科）
韩思源教授（整形外科）郑新宇教授（乳腺外科）

· 第二排由左至右：李响教授（超声科）徐莹莹教授（乳腺外科）张凌云教授（肿瘤内科）
李建军教授（放疗科）陈波教授（乳腺外科）李庆昌教授（病理科）高思佳教授（影像科）
石晶教授（肿瘤内科）王妍教授（病理科）

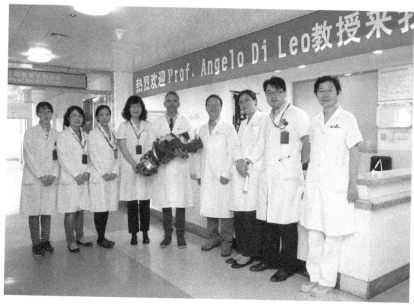

2016 年 9 月意大利 Angelo Di Leo 教授来院访问交流

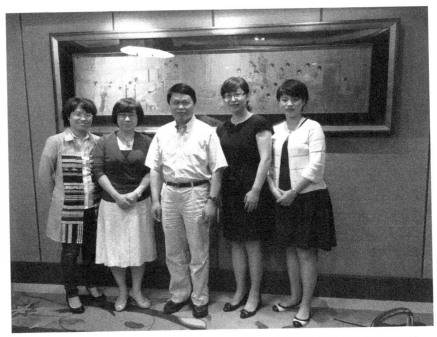

2015 年 8 月与中国医学科学院肿瘤医院徐兵河教授乳腺癌 MDT 团队交流

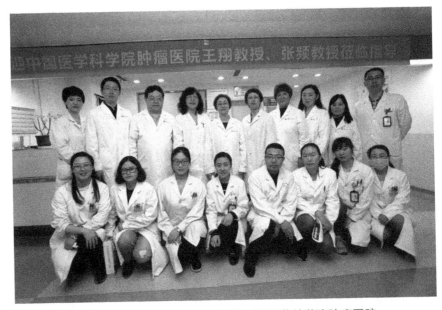

2018 年 4 月王翔、张频教授携中国医学科学院肿瘤医院
乳腺癌 MDT 团队来沈交流

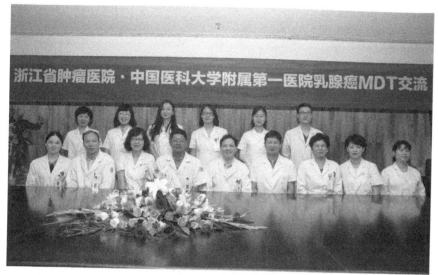

2017 年 9 月与浙江省肿瘤医院王晓稼教授乳腺癌 MDT 团队交流

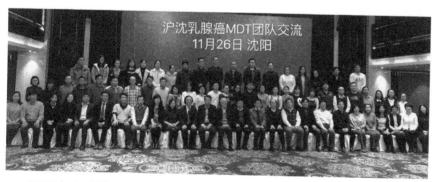

2017 年 11 月复旦大学肿瘤医院邵志敏教授乳腺癌 MDT 团队来沈交流

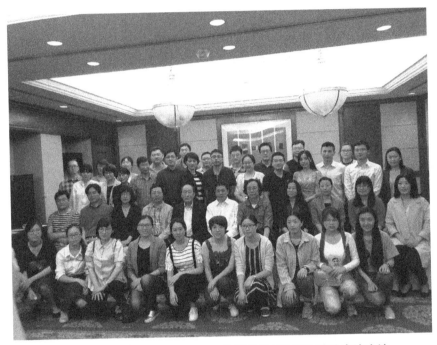

2017 年 6 月北京协和医院孙强教授乳腺癌 MDT 团队来沈交流

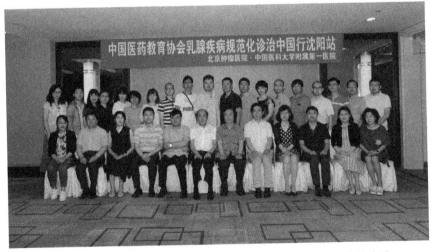

2017 年 6 月北京肿瘤医院欧阳涛教授乳腺癌 MDT 团队来沈交流

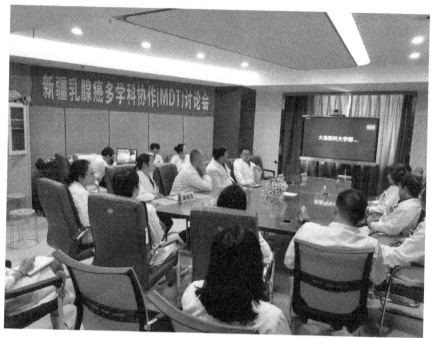

2017 年 9 月与新疆医科大学肿瘤医院欧江华教授
乳腺癌 MDT 团队网络 MDT 交流

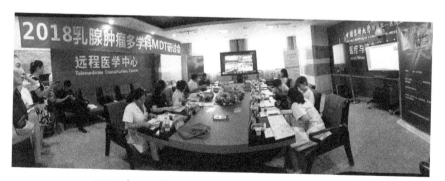

2018 年 8 月与天津医科大学肿瘤医院张瑾教授
乳腺癌 MDT 团队网络 MDT 交流

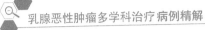
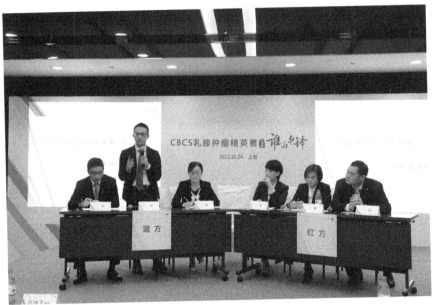

2015 年 10 月上海 中国医科大学附属第一医院乳腺癌 MDT 团队
在中国抗癌协会乳腺癌专业委员会（CBCS）乳腺肿瘤精英赛获得优胜奖

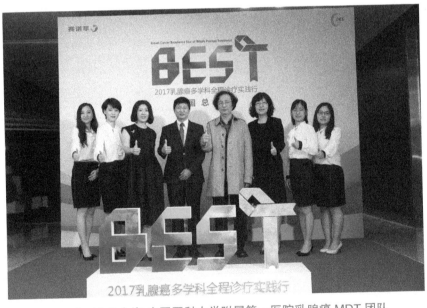

2017 年 10 月上海 中国医科大学附属第一医院乳腺癌 MDT 团队
在第十四届全国乳腺癌会议期间获得首届 BEST 乳腺癌多学科
全程诊疗实践行总决赛亚军